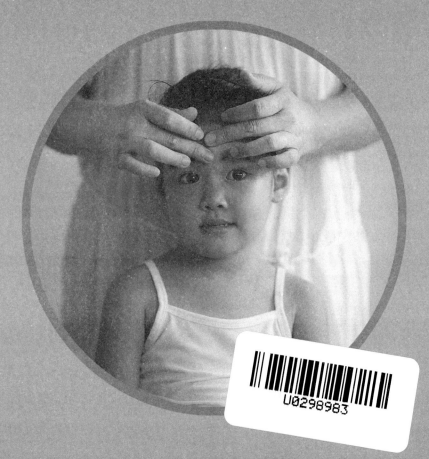

小儿推拿
一本就够

刘清国 主编

医学博士 北京中医药大学教授
国医堂主任医师

国家一级出版社　　中国纺织出版社　　全国百佳图书出版单位

图书在版编目(CIP)数据

小儿推拿一本就够 / 刘清国主编. – 北京 :中国纺织
出版社, 2018.5

ISBN 978-7-5180-3657-8

Ⅰ.①小… Ⅱ.①刘… Ⅲ.①小儿疾病—推拿
Ⅳ.①R244.15

中国版本图书馆CIP数据核字（2017）第123624号

编委会

吴沙沙	常雅姣	赵雷	盘静	盘霞	吴广征	黄敏华	穆丽
杜肖牧	孔文辉	黄占红	程耀辉	冯静	高旺	邱文琰	董贺强
翟秀梅	卢文秀	金峰	张国英	李德清	吴燕妮	李保全	赵杨
		郭庆明	李春明	李春光	李月玲	杜武胜	郭子慧

责任编辑：樊雅莉　　　责任印制：王艳丽

中国纺织出版社出版发行
地址：北京市朝阳区百子湾东里 A407 号楼　邮政编码：100124
销售电话：010-67004422　传真：010—87155801
http ://www.c-textilep.com
E-mail：faxing@c-textilep.com
中国纺织出版社天猫旗舰店
官方微博http:// weibo.com/2119887771
北京玺诚印务有限公司印刷　各地新华书店经销
2018年5月第1版第1次印刷
开本：710×1000　1 /16　印张：14
字数：110千字　定价：42.80 元（随书附赠挂图2张）

　　小儿推拿是一种无针、无药、无创伤、无副作用的物理疗法，是一种标本兼治的全身治疗方法，不受时间、地点、环境、条件的限制，又具有易学、易掌握、易操作、方便灵活、见效快的优点，只要按照要求，不需要任何器械、药品及医疗设备，几次操作练习就可以掌握基本方法。只依靠家长的双手在孩子体表部位施行手法，就可以达到防治疾病的目的。

　　小儿推拿穴位多在头面部及上肢。《素问·阳阴脉解》认为："四肢者，诸阳之本也。"通过手部按摩，就可以激发阳气，使阴阳平衡，因此，适用于每个家庭，有病治病，无病保健。父母掌握了小儿推拿的具体方法，就能成为孩子最贴心的家庭医师。

　　小儿推拿采用轻、重、缓、急、刚、柔等不同刺激手法，以改变人体内部阴阳失调的病理状态，从而达到恢复阴阳相对平衡的目的。这种调整阴阳的功能，主要是通过经络、气血而起作用的。通过推拿，使孩子气血调和、经络通畅、阴阳平衡、正气充足，因此可以起到不得病、少得病的功效。

　　小儿推拿安全稳定、不易反弹，孩子不会有任何痛苦，在治疗过程中完全不会产生恐惧心理，而且见效快、疗效高，对儿童常见病、多发病都有较好的疗效，对许多慢性病、疑难病往往能收到意想不到的效果。

　　作为父母，学习和掌握小儿推拿方法，多关心自己的孩子，平时多给孩子进行保健按摩，孩子就会少生病，家庭也会更加幸福。

目录

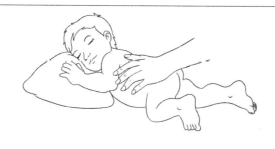

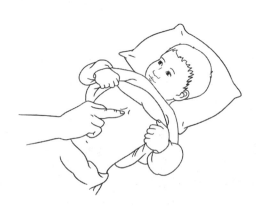

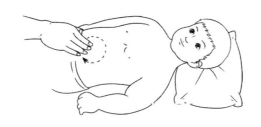

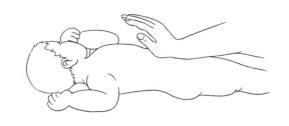

第三章　32 种小儿常见病基本推拿手法

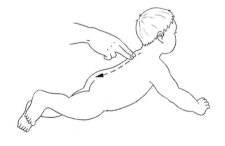

第四章　四季保健按摩法

第一章

小儿经络是上天赐予孩子的护身符

小儿推拿是一种疗效独特、无痛苦、无不良反应的绿色疗法，具有简、效、廉、易于接受等特点。小儿推拿是一种纯手法治疗，是一种有利无害的「自然疗法」，其对孩子常见病、多发病都有较好的疗效，而且还有非常好的保健功能。

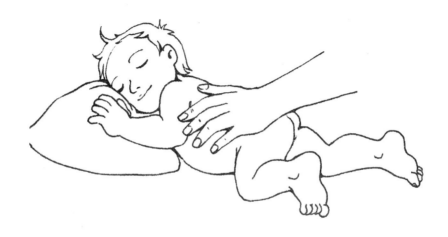

做学习型、智慧型父母，用自己的双手调理孩子的健康

很多初为父母者，对于孩子出现的身体不适、哭闹不休，常常感到心痛不已，但又无所适从、无能为力。

作为父母，应该随时观察和了解孩子的健康状况，在疾病发生的第一时间进行有效的控制，而不是发现孩子生病了，手忙脚乱，乱投医，或者不知道孩子发病的原因。

如果父母学会了儿童经络按摩方法，掌握了小儿推拿防病治病的手法，就可以用自己的双手为孩子解除病痛，增强他们抵御病邪的能力。所谓小儿推拿，就是根据小儿的形体、生理、病理以及特定穴位的形态位置等特点，专用于小儿保健、防治疾病的经络保健方法，可以通过刺激小儿的经脉和穴位来实现。

学会小儿推拿，让孩子告别打针吃药

小儿推拿是一种疗效奇特、无痛苦、无不良反应的绿色疗法，具有简、效、廉、易于接受等特点。

简，简便易学。不需要任何药品及医疗设备，依靠双手在孩子的小手、小肚子、背部、头部捏一捏、揉一揉、就可以达到预防和治疗疾病的目的。而且手法操作简单，爸妈们很容易入门，并且经过数次操作练习就可以掌握常见的基本手法。

效，疗效显著。从古至今，人们单纯用小儿推拿就治好了孩子的多种常见病及多发病，用疗效证实了经常做小儿推拿，不仅可以增强孩子体质，还可以增强孩子的抗病能力。

廉，价钱低廉。相较于高昂的医药费用来说，小儿推拿付出的只是时间及手的操作。如果爸妈学会小儿推拿操作，在给孩子保健、预防及治疗疾病时几乎没

有经济成本。

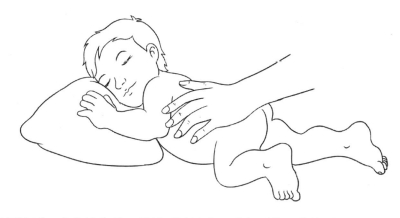

易于接受。小儿推拿是一种纯手法治疗，避免了使用药物引起的不良反应或毒性反应，是一种有利无害的"自然疗法"，其对孩子常见病、多发病都有较好的疗效，而且还有非常好的保健功能。相比其他疗法，如西药的不良反应、中药的苦涩难咽、针灸的疼痛等，小儿推拿无不良反应、无明显痛苦、易于被孩子和父母接受。

小儿的生理病理特点

中医儿科学是研究小儿生长、发育、预防、保健和疾病治疗的一门学科，它是随着整个医学的发展而发展的。小儿的生理与病理，都与成人有所不同。其生理特点主要有两个方面：脏腑娇嫩，形气未充；生机旺盛，发育迅速。病理特点主要表现为"发病容易，传变迅速""脏腑清灵，易趋康复"。掌握这些特点，对小儿的健康发育和疾病的诊断、防治，都有极其重要的意义。

★ 生理特点

（1）脏腑娇嫩，形气未充

脏腑娇嫩，是指小儿机体各个系统和器官的发育不完全且脆弱。形气未充是指小儿形态和功能均未完善。吴鞠通在《温病条辨·解儿难》中提出："小儿稚阳未充，稚阴未长。"即说明了小儿的生理特点，后来医家简称为"稚阴稚阳"。稚阴指的是精、血、津液，也包括脏腑、筋骨、脑髓、血脉、肌肤等有形之质，其皆未充实和完善；稚阳指的是各脏腑的功能活动，其均为幼稚不足和不稳定状态。肺为娇脏，易受外邪侵犯。

小儿肺常不足，生理功能活动未能健全，加之小儿寒温不能自知，家长护养常有失宜，故形成易患肺系疾病的特点。肺为呼吸出入的通道，主一身之表，外邪犯人，不管从口鼻而入还是从皮毛进入，均先侵袭肺脏。所以，感冒、咳嗽、肺炎喘嗽、哮喘等肺系疾病在儿科发病率较高。

脾为后天之本，气血生化之源。小儿脾常不足，乳食的受纳、腐熟、传导以及水谷精微的吸收、传输功能均不成熟，加之小儿饮食不知自调，家长喂养常有不当，则更损害了脾胃功能而导致疾病的发生。脾胃功能受阻，则易发生呕吐、泄泻、腹痛、厌食、食积、疳证等脾系疾病，这类病症目前占儿科发病率的第二位。

肾为先天之本，小儿生长发育，以及脑髓、骨骼、耳、齿、头发等的形态与功能均与肾有着密切的关系。小儿先天禀受之肾精，需由后天脾胃生化之气不断充养，才能逐步充盛；小儿未充之肾气又常与其迅速生长发育的需求显得不相适应，因而称"肾常虚"。肾虚则难以资助他脏，小儿生长发育将受到影响。儿科五迟、五软、尿频、遗尿、水肿等肾系疾病在临床上均属常见。

（2）生机旺盛，发育迅速

小儿为"纯阳之体"，主要指小儿生机旺盛、发育迅速的生理特点。生机旺盛和发育迅速是上述一个问题的两个方面。年龄越小，生长发育越快，在形态增长的同时，功能也不断趋于完善，二者是相互联系的。

我国历代儿科医家关于"稚阴稚阳"和"纯阳之体"的两个理论观点，正概括了小儿生理特点的两个方面，前者是指小儿机体柔弱，阴阳之气均较幼稚不足；

后者则是指在生长、发育过程中，生机蓬勃，发育迅速，与成人迥然不同。

★ 病理特点

小儿的病理特点也有两个方面。

（1）发病容易，传变迅速

小儿不仅易于发病，而发病后又易于传变，主要表现为寒热虚实的迅速转化，即易虚易实、易寒易热。

由于小儿脏腑娇嫩，形气未充，体质和功能较弱，因此容易发病，而且传变迅速，年龄越小，则显得越为突出。小儿腠理不密，皮毛疏松，肺脏娇嫩，脾脏薄弱，肾气尚未充足，故易于感受各种时邪。邪从口鼻肌肤进入，肺卫受邪，易于发生流行性感冒、咳嗽、哮喘、麻疹、水痘等疾病；饮食不洁，邪从口入，脾胃受邪，易于发生泄泻、呕吐、痢疾、肝炎等消化系统疾病。而时行疾病一旦发生，又易于在儿童中互相传染，造成流行。

（2）脏腑清灵，易趋康复

小儿患病之后，易于传变，但由于小儿生机蓬勃，机体发育迅速，其生机旺盛，活力充沛，脏气清灵，修复再生能力强。此外，小儿疾病病因较为单纯，以外感六淫和内伤饮食居多，较少受七情的影响，痼疾顽症相对少于成人，对于治疗反应敏捷。故虽生病，轻症容易治愈，重病只要经过及时恰当的治疗、护理，病情好转也比成人快，容易恢复健康。小儿具有生理上"脏气清灵"和治疗上"随拨随应"有利的一面。小儿患病如能及时治疗，医之得法，其疗效往往较好。

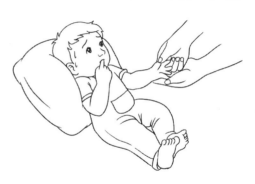

小儿经络，蕴藏着防病治病的"洪荒之力"

经络系统就像一棵大树的树干和树枝，外接四肢，内联脏腑，纵横交错，通过多种途径将全身各个部分紧密地联系在一起。经络对于人体就像树干供给树叶营养，使树叶翠绿茂盛。人体有五脏（心、肝、脾、肺、肾）和六腑（胃、小肠、大肠、膀胱、胆、三焦），再加心包络，每个脏腑都连接着 1 条经络，一共 12 条经络，每条经络都有神奇的作用。当孩子正气充足时，经脉之气就能首当其冲，奋起抵御外邪的入侵；而当孩子正气不足，抵抗力下降时，经络便会成为疾病的传入通路。在孩子生病的状态下，经络很敏感，有时候在体表的某些部位出血压痛、结节、隆起、凹陷、充血等反应，即体表反应点，一般均为穴位，也是正气所停留和邪气所侵犯的部位。如果在疾病刚开始的时候就刺激孩子的经络和穴位，那么很容易就能把疾病扼杀在萌芽之中。

一般来说，经络之气阻滞而不通畅，就会造成有关部位的疼痛或肿胀；气血郁积而化热，则出现红、肿、热、痛，这些都属经络的实证。如果气血运行不足，就会出现病变部位麻木不仁、肌肤萎软及功能减退等，这些都属经络的虚证。根据这些现象可以判断疾病的虚实。如果是实证，就要用泻的方法来刺激孩子的经络；如果是虚证，就要用补的方法来刺激孩子的经络。

当孩子觉得发热、嗓子痛时，用刮痧板给孩子推一推天河水。天河水就在孩子上肢的正面，推的时候，会感到孩子上肢面不那么光滑，刮起来有疙疙瘩瘩的感觉，孩子也会有麻、痛感。清天河水 300~500 次，能迅速退烧，第二天孩子的嗓子也就不痛了。

由此家长们就会明白，本书推荐运用推拿、药敷等方法来治疗小儿疾病为何会如此有效。因为这些方法激发了孩子的经气和经络本身抗御病邪的功能，从而疏通经脉，通行周身，调节阴阳平衡，促使孩子的功能活动向正常和健康的状态转化。儿童经络推拿和保健，有助于孩子身体的伸展，可以帮助孩子的四肢变得更加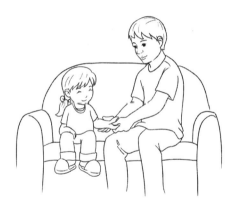灵活，肌肉更加结实。不仅如此，小儿推拿的治疗范围比较广泛，对发热、咳嗽、口腔溃疡、便秘、遗尿、积滞、鼻炎、咽炎、近视等小儿常见病都有显著的疗效。

孩子的小手，蕴藏着神奇的健康密码

孩子具有独特的体质特点、五脏特点，每个年龄段也有着不同的养育特点，所以孩子的经络、穴位与成人也有所不同。特别是小儿手部穴位更是其独有的医药宝库，在15岁之前，这些穴位都具有明显的功效。

推拿孩子的小手就能达到治病防病的目的，原因有以下几点：

第一，双手是阳气之本，推双手可提升阳气。

小儿的身体非常娇嫩，五脏还没有发育完全。五脏虚弱，外邪易入侵，很容易生病。《黄帝内经》中明确指出"四肢者，诸阳之本也"，以及"邪布于四末"。所以，通过小儿手部推拿，可以激发阳气，使阴阳平衡，从而达到治病防病的目的。

现代医学也认为，四肢是人体的末梢，它是最敏感的，稍一受到刺激，全身就会有反应。所以，当身体生病的时候，通过刺激身体末梢，就可以用来治病。

第二，小儿手部的穴位更加敏感。

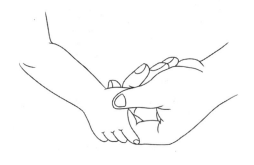

成人身体上的穴位，可以说是"一个萝卜一个坑"，一个点就是一个穴位。但是，中医的先贤们发现，孩子的手掌比较小，所以穴位不是呈点状，而是呈线状或面状。

更重要的是，孩子小手上有很多特定的穴位，长大后这些穴位就不敏感了。就像小儿腹泻、呕吐，只要推一推孩子的胃经，即拇指掌面第一节，就可以很快缓解症状，而当孩子出现胸闷、咳喘时，就可以推一推孩子的无名指螺纹面，即孩子的肺经。

第三，小儿手部穴位起效更快。

实践发现，当孩子生病时，推拿孩子手部（上肢）穴位起效非常迅速。比如小儿发热，推天河水 300~500 次，能迅速退烧。虽然四肢都有穴位，孩子的双足和双手一样，都可以治病，但是两手的效果更好。

小儿推拿，贵在坚持

每个年轻的父母，都应该尽早学习和掌握小儿推拿的方法。从孩子一出生，每天就给孩子做一做保健性的按摩，做一做亲子抚触，开启孩子自身的宝藏，提高其免疫力和自愈力，只要每天坚持，孩子也会养成习惯，以免长大后突然进行按摩，很多孩子会不容易接受，怕疼、怕痒，使按摩无法进行。有些孩子比较敏感，进行推拿的时候，孩子会有抵触心理，家长要耐心给孩子做示范，刚开始不要急于求成，可以像做游戏一样跟孩子玩，跟孩子一起对着图片找穴位，让孩子也给父母揉一揉、按一按，在亲子互动中，让孩子自然而然接受推拿按摩，长此以往，孩子不光喜欢上了按摩，说不定还会"上瘾"呢。睡前给孩子揉一揉肚子，推一推攒竹，按一按眼周，揉一揉耳朵，孩子会非常安心地睡去，睡眠质量也很高。

每天给孩子做一做保健按摩，也是非常好的亲子时光，父母温暖的手带给孩子的不仅是健康，更多的是父母对孩子的爱，经常被父母爱抚的孩子心理上会更有安全感，对身体发育、智力发育都非常有益。

小儿推拿手法基本要求

小儿推拿手法的要求是均匀、柔和、平稳，从而达到深透作用。均匀，是指手法动作要有节律性，快慢始终如一，切忌忽快忽慢，用力要轻重得当，每个方位的力量要均匀一致；柔和，是指手法用力要和缓，灵巧，中病即止；平稳，是要求手法着实，轻而不浮，重而不滞。由于小儿脏腑娇嫩，形气未充，肌肤柔弱，所以特别强调手法要轻快柔和，平稳着实，适达病所而止，不可竭力攻伐。尤其对新生儿，手法更要轻柔。对不同年龄的小儿，手法用力应有所区别。还有，对于各种不同的手法又有它自己的要求，如推法要轻快，频率每分钟约200次，但要轻而不浮，快而着实；摩法则要均匀柔和，做到轻柔而不浮，重而不滞；掐法要既快又重；拿法要刚中有柔，刚柔相济；拿法和掐法刺激较强，次数不可太多，通常放在治疗最后操作，各个部位的摇法应争取患儿的配合，在放松体位下进行。

推拿是通过手法操作来防治疾病的，手法的好坏直接影响疗效，是小儿推拿的基本功之一，只有遵循小儿推拿手法操作的要求，才能达到预期的效果。

小儿推拿补泻方法

小儿推拿是以手法代替针药，通过在患儿体表穴位操作来防治疾病。推拿掐揉，性质与药同，寒热温凉，取效指掌。小儿推拿的补泻，是由手法刺激的强弱，手法在穴位上操作的方向，手法操作的时间和频率，所选穴位的功效等方面因素决定的。

★ 手法的强弱

根据手法作用于体表穴位上力量的大小，或刺激的强弱分手法补泻。凡力量小，刺激弱，轻快柔和的手法谓之补法；凡力量大，刺激强的谓之泻法。如掐法、拿法、按法，掐之则生痛，这些手法在穴位上操作多有醒神开窍、止痛的作用。揉、运、摩、推法等则较之柔和，手法轻重适宜，缓急恰当，以中和之意施之，可以调阴阳，和气血，活经络，调理脏腑功能，具有补益身体、扶助正气的作用。当然，这是在同一穴位上操作相比较而言。而同一种手法对不同年龄和体质的小儿，对不同穴位也可产生补泻不同的效应。新生儿用5~6岁儿童推法的力量可谓泻法。再如用同一种力量的推法，作用于同一个人两个不同的穴位，则有补泻之别。从指尖向指根推脾经，可补脾经，健脾助运。若从大椎穴向龟尾重推脊，可退热祛散外邪，这说明手法和补泻不仅与手法刺激的强弱、力量大小有关，同时还与穴位本身的功效有一定的关系。

★ 手法操作的方向

推拿特定穴是小儿推拿学的特点之一，这些穴位以特定的操作方向决定补泻性质。根据穴位点、线、面状分布的规律，手法操作分为直线和旋转方向两种。直线方向的操作主要指推法。如分布在手掌的脾经、肝经、心经、肺经，其补泻方向不同，即向指尖推为泻，向指根推为补。唯肾经与之相反。

有些非特定穴在经络线上，如中脘、三阴交等，它们共同的补泻规律是顺经络走行方向推为补，逆经络走行方向推为泻。旋转方向的操作，多用于揉、运、摩等手法。有些穴位旋转补泻的效果不甚明显，但在腹部，如摩腹、揉中脘、揉神阙等，旋转补泻的效果就很明显。在临床操作中，一般认为顺时针方向（右）旋转为泻法，逆时针方向（左）旋转为补法，左右顺逆为平补平泻法。

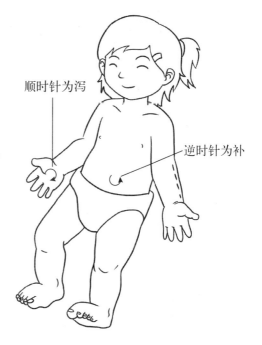

顺时针为泻

逆时针为补

★ 手法操作的频率和次数

推拿手法在穴位上操作数量的多少，或频率的快慢，是衡量手法补泻及是否有效的标准之一。适当的推拿次数和频率，能使疾病很快痊愈；相反，次数少、时间短，达不到治疗量就达不到治疗效果；而次数过多，频率过快则无益身体，反而有害。对年龄大，体质强，病属实证的患儿，手法操作次数宜多，频率较快；年龄小，体质弱，病属虚证的患儿则相对次数小，频率较慢。目前临床上，一般认为1岁左右的患儿，使用推、揉、摩、运等较柔和的手法操作，一个穴位推300次左右。小儿年龄大，体质强，疾病重，主穴要多推些；年龄小，身体弱，配穴要多推些。一般掐、按、拿、搓、摇等手法，只需3~5次即可。总之，通过辨证，灵活掌握推拿次数和频率才能提高疗效。

小儿推拿的常用手法：
推、按、揉、摩、掐、捣、运

小儿经络按摩的手法有十几种，这里介绍几种经常用到的手法，以便读者掌握和应用。

推法

　　用拇指或食指、中指指腹，在穴位上做单方向的直线推动或环形推动，称为推法。推法分为直推法、旋推法、分推法、合推法 4 种，其中以直推法应用最多。

【直推法】术者用拇指桡侧或指腹，或食指、中指指腹，在穴位上做单方向的直线推动，每分钟推 150~250 下。

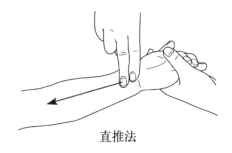

直推法

【旋推法】术者用拇指指腹在穴位上做旋转方向的推动，速度较运法快，用力较揉法轻，每分钟推 150~250 下。

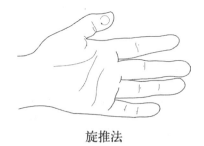

旋推法

【分推法】术者用两手拇指桡侧，或食指、中指指腹自穴位向两旁做一字形或八字形推动，每分钟分推 20~50 下。

【合推法】又称合法，是分推法的反向操作。术者用拇指罗纹面自两旁向中点推动合拢，每分钟推 20~50 下。

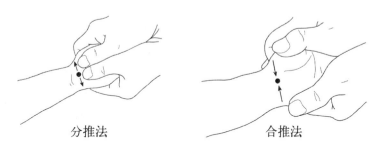

分推法　　　　　　　　　合推法

按法

用手指或手掌按压体表，逐渐向下用力，按而留之，称为按法。根据着力部位，分为指按法和掌按法。按法刺激性强，指按法多用于点状、具有止痛、开窍、止抽搐等作用的穴位，如按环跳、按牙关、按百虫。掌按法多用于面状穴位。

【拇指按法】按摩者拇指伸直，手握空拳，食指中节桡侧轻贴拇指指间关节掌侧，起支持作用，以协同助力。用拇指罗纹面或指端着力，吸定在治疗穴位上，垂直用力，向下按压，持续一定时间，按而留之，然后放松，再逐渐用力向下按压，如此一按一压反复操作。

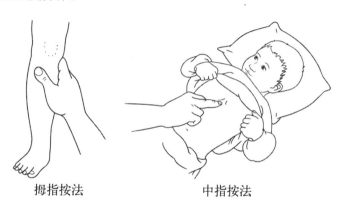

拇指按法　　　　　　　　　中指按法

【中指按法】按摩者中指伸直，掌指关节略屈，稍悬腕，用中指指端或罗纹面着力，吸定在穴位上，垂直用力，向下按压。余同拇指按法。

【掌按法】按摩者腕关节背伸，五指放松伸直，用掌心或掌根着力，按压在治疗部位上，垂直用力，逐渐向下按压，并持续一定时间，按而留之。其余同拇指按法。

揉法

用手掌大鱼际或掌根、掌心、手指罗纹面着力，吸定于一定部位或穴位上，做顺时针或逆时针方向的、轻柔和缓的回旋揉动，称为揉法。揉法刺激量小，作用温和，适用于全身各部位。揉法还常在掐法后使用，即掐后继揉，如掐揉四横纹、掐揉五指节，用于缓解强刺激手法的不适感。

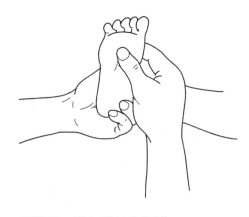

【操作】根据术者着力部位，分指揉法和掌揉法。指揉法中仅用拇指或中指揉的称单指揉；用食指、中指分揉两穴或同揉一处，称二指揉；用食指、中指、无名指三指分揉三穴或同揉一处，称三指揉。掌揉法中用大鱼际揉的称鱼际揉，用掌根、掌心揉的称掌揉。

摩法

用手指或手掌在体表做顺时针或逆时针方向环形按摩，称为摩法。根据操作部位不同，分指摩法和掌摩法。摩法是小儿推拿常用手法之一，主要用于胸、腹、胁肋部的面状穴，以腹部应用为多，多用于治疗消化不良、便秘、腹泻、疳积等疾病，具有和中理气、消食导滞、调理脾胃、调节肠道功能的作用。

【指摩法】按摩者指掌自然伸直，食指、中指、无名指和小指并拢，用食指、中指、无名指和小指指面，附着于一定部位或穴位上，前臂主动运动，带动腕关节做顺时针或逆时针方向的环形摩动。

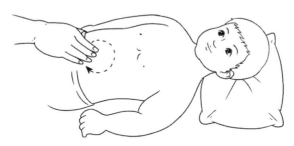

【掌摩法】按摩者手掌自然伸直，用掌面着力，附着于一定部位或穴位上，前臂主动运动，带动腕关节做顺时针或逆时针方向的环形摩动。

掐法

用拇指指甲重刺穴位称掐法。掐法是强刺激手法之一，适用于头面、手足部穴位，具有定惊醒神、通关开窍的作用。此法常用于急症，以指代针，如急惊风，掐人中、掐十宣、掐老龙，醒神开窍；小儿惊惕不安，掐五指节、掐小天心，以镇惊安神等。

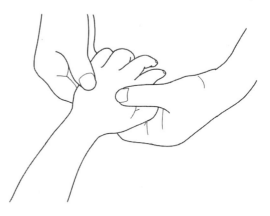

【操作】术者拇指伸直，手握空拳，用拇指指甲着力，吸定在治疗部位，逐渐用力掐之。

捣法

用中指指端或食指、中指屈曲的指间击打体表一定部位，称为捣法。捣法相当于指击法，但力量较轻，多适用于手掌小天心和面部承浆，如捣小天心、掐揉五指节，具有安神定志作用，治疗小儿惊啼。

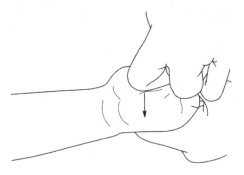

【操作】术者以一手握住小儿手，使掌心向上，术者另一手的手腕自然下垂，前臂主动运动，通过腕关节的屈伸运动，带动中指指端或食指、中指屈曲的指间关节，有节奏地叩击穴位。

运法

　　用拇指或食指、中指罗纹面在相应穴位上由此往彼，做弧形或环形推动，称运法。运法是小儿推拿手法中刺激最轻的一种，较旋推法作用幅度和面积均大，具有理气和血、舒筋活络的作用。运法多用于手掌特定穴，如运水入土、运土入水、运内八卦、运板门等。

【操作】术者一手握住小儿手指，使孩子掌心向上，用另一手的拇指或食指、中指罗纹面在相应穴位上由此往彼做弧形或环形推动。

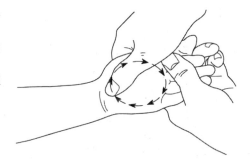

第二章

守护孩子健康的78个特效经穴

运用小儿推拿疗法防治小儿疾病，不仅要熟练掌握小儿推拿手法的操作和临床应用，还应熟记小儿推拿穴位的位置、临床作用，掌握穴位的操作方法。小儿推拿穴位由十四经穴、经外奇穴、经验穴、阿是穴以及小儿推拿本身所特有的特定穴位组成。

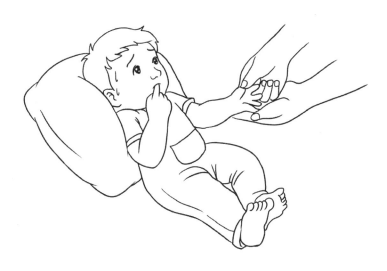

小儿推拿简便取穴法

同身寸取穴法

穴位同身寸定位法，是以小儿本人的手指为标准，用来定取穴位的方法。此类方法较多，常用的有"中指同身寸""拇指同身寸"和"横指同身寸"3种。详见表1。

表1

名称	方法	附图
中指同身寸	以小儿的中指中节屈曲时，内侧两端纹头之间作为1寸，可用于四肢部取穴的直寸和背部取穴的横寸	1寸
拇指同身寸	以小儿拇指指关节的横度作为1寸。适用于四肢部的直寸取穴	1寸
两指同身寸	让小儿将食指、中指两指并拢，以指中节（第二节）横纹处为准，为1.5寸	1.5寸

名称	方法	附图
三指同身寸	将食指、中指、无名指三指并拢，横量为2寸	2寸
四指同身寸	将食指、中指、无名指和小指四指并拢，以中指中节（第二节）横纹处为准，四指横量作为3寸	3寸

背部腧穴取穴法

背腧穴是从大椎（低头颈椎突起最高处）以下，每一个胸椎棘突下旁开1.5寸定穴位，包括风门、肺俞、心俞、肝俞、脾俞、胃俞、胆俞、肾俞、大肠俞等。

背部腧穴的取穴方法为：让小儿食指和中指并拢，以指中节（第二节）横纹处为准，在脊柱两侧，对应的胸椎棘突下左右各横量一次，即为所取穴位。

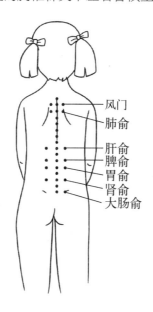

风门
肺俞
肝俞
脾俞
胃俞
肾俞
大肠俞

上肢部特效穴位：
退热消滞见效快

大肠经　通便、止泻　常用指数☆☆☆☆

【准确定位】食指桡侧缘，自食指尖至虎口成一直线。

【推拿手法】从虎口向指尖直推为清，反之为补。

【功效主治】清利肠腑、除湿热、导积滞。主治腹痛、便秘。

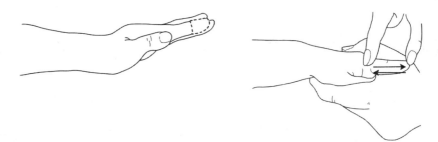

胃经　提升食欲促消化　常用指数☆☆☆☆

【准确定位】手掌大鱼际桡侧赤白肉际处。

【推拿手法】自掌根推至拇指根部，为清；旋推为补。

【功效主治】健脾胃，助运化；和胃降逆、泻胃火、除烦止渴。主治腹胀、便秘

等症。

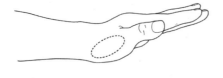 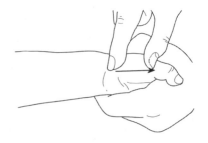

肝经　驱毒、降温的好帮手　常用指数☆☆☆

【**准确定位**】食指掌面。

【**推拿手法**】旋推食指罗纹面为补；由指根向指尖方向直推为清。

【**功效主治**】平肝泻火，息风镇惊，解郁除烦。主治惊风、抽搐等症。

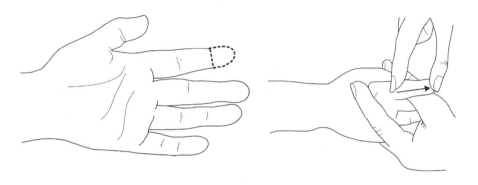

心经　安神、补气　常用指数☆☆☆

【**准确定位**】中指掌面。

【**推拿手法**】旋推中指罗纹面为补；由指根向指尖方向直推为清。

【**功效主治**】清热退心火。主治高热神昏、面赤口疮、小便短赤等症。

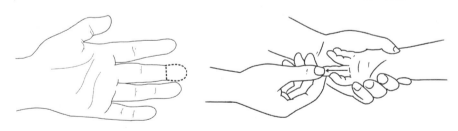

肺经 宣肺清热止咳 常用指数 ☆☆☆☆

【**准确定位**】无名指掌面。

【**推拿手法**】旋推无名指罗纹面为补；由指根向指尖方向直推为清。

【**功效主治**】宣肺清热。主治感冒发热、咳嗽气喘、痰鸣、小便短赤等实证。

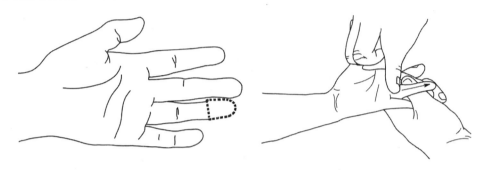

脾经 健脾胃，补气血 常用指数 ☆☆☆☆

【**准确定位**】拇指末节罗纹面。

【**推拿手法**】旋推拇指末节罗纹面为补；自指根向指尖方向直推为清；来回推为平补平泻。

【**功效主治**】健脾胃，补气血；清热利湿，化痰止呕。主治消化不良、疳积、腹泻等症。

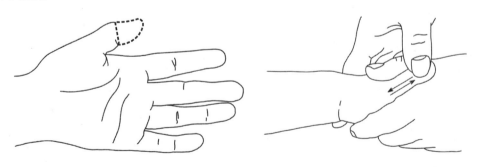

肾经　补肾益脑治腹泻　常用指数☆☆☆

【**准确定位**】小指末节罗纹面。

【**推拿手法**】旋推小指罗纹面为补；由指尖向指根方向直推为清。

【**功效主治**】补肾益脑，温养下元；清利下焦湿热。主治小便赤涩、遗尿。

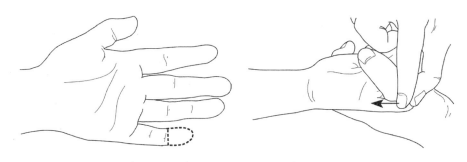

小肠经　清热利尿　常用指数☆☆☆☆

【**准确定位**】小指尺侧边缘，自指尖到指根成一直线。

【**推拿手法**】自小指尺侧边缘指根向指尖直推为清，反之为补。

【**功效主治**】清热利尿，泌别清浊。主治小便短赤不利，尿闭、水泻等症。

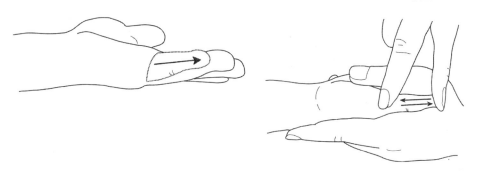

四横纹　调理脏腑，疏通气机　常用指数 ☆☆☆☆☆

【**准确定位**】掌面食指、中指、无名指、小指第一指间关节横纹处。

【**推拿手法**】一手持小儿四指指尖，使掌心向上，用另一手拇指从小儿食指依次掐揉至小指横纹，称掐四横纹；四指并拢，从食指横纹，推向小指横纹处，称推四横纹。掐揉各3~5次，推100~300次。四横纹有掐法、揉法、推法3种操作手法。

【**功效主治**】退热消胀、散结。主治腹胀、腹痛、干咳少痰、积滞、便秘等症。

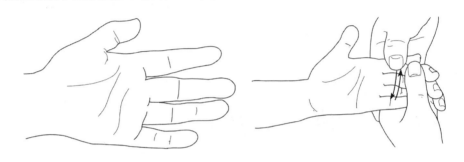

板门　孩子胃口好吃饭香　常用指数 ☆☆☆☆☆

【**准确定位**】掌面大指下平白肉正中稍偏下处，从虎口到腕横纹画一直线，在线中点取穴，按之觉有物如筋头，大如小豆粒，按之则酸麻，即为板门部位。

【**推拿手法**】用拇指端点住筋头状物，左右旋揉。

【**功效主治**】健脾和胃，消食化滞。主治乳食积滞、腹胀、食欲不振、呕吐、嗳气等症。

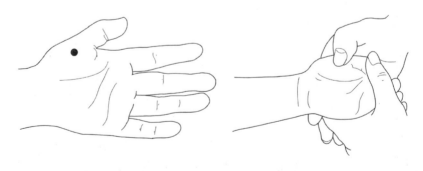

内劳宫　清热除烦，退心火　常用指数 ☆☆☆

【准确定位】手掌心中，屈指时中指、无名指指端之间中点。

【推拿手法】用拇指指腹在手掌心穴位处揉、运。

【功效主治】清热除烦。主治口舌生疮、发热、烦躁等症。

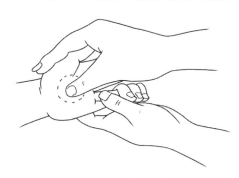

内八卦　巧运八卦除百病　常用指数 ☆☆☆☆☆

【准确定位】手掌面，以掌心为圆心，从圆心至中指根横纹约 2/3 处为半径，所做圆周。八卦穴在此圆周上，即乾、坎、艮、震、巽、离、坤、兑 8 个方位。

【推拿手法】用运法，自乾宫起至兑宫止，周而复始，旋转摩擦，为顺运八卦，反之从艮卦推至震卦为逆运八卦。

【功效主治】行气宽中，利膈消滞。主治乳食内伤、腹胀、呕吐等症。

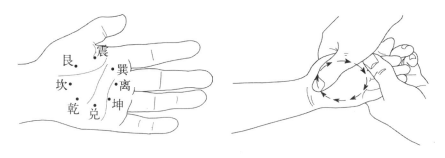

小天心　清心安神掐与捣　常用指数 ☆☆☆

【准确定位】大、小鱼际交接处凹陷中，

内劳宫之下，总筋之上。

【推拿手法】用捣法，上下左右捣或直捣。

【功效主治】清热、镇惊、利尿、明目。

主治目赤肿痛、口舌生疮、惊惕不安等症。

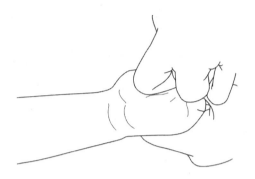

总筋　清热止痉，通调气机　常用指数 ☆☆

【准确定位】掌后腕横纹中点。

【推拿手法】用拇指指端爪甲部着力掐之。

【功效主治】清热，散结、镇惊止痉。主治口舌

生疮、惊风抽搐。

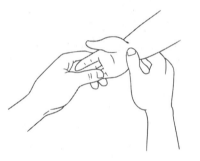

大横纹　调和气血，行滞消食　常用指数 ☆☆☆☆

【准确定位】仰掌，掌后横纹。近拇指端称阳池，近小指端称阴池。

【推拿手法】自总筋向两旁分推，为分推大横纹，又称分阴阳；自两旁（阴池、

阳池）向总筋合推为合阴阳。

【功效主治】调和气血，行滞消食，行痰散结。主治腹胀、腹泻、呕吐等症。

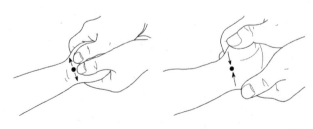

十宣　急救惊风掐十宣　常用指数 ☆☆☆

【准确定位】十指尖指甲内赤白肉际处。

【推拿手法】用拇指指端爪甲部着力逐一掐之。

【功效主治】清热、醒神、开窍。主治高热惊风、抽搐、昏厥。

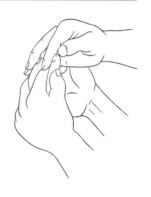

老龙　醒神开窍掐老龙　常用指数 ☆☆☆

【准确定位】中指指甲后一分处。

【推拿手法】用拇指指端爪甲部着力掐之。

【功效主治】醒神开窍。主要用于急救。

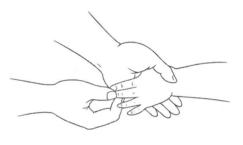

五指节　安神镇惊祛风痰　常用指数 ☆☆☆

【准确定位】五指各关节。

【推拿手法】用拇指指端爪甲部逐一掐之。掐时，掌面、掌背均可。

【功效主治】安神镇惊，祛风痰，通关窍。主治惊惕不安、惊吓啼哭、惊风等症。

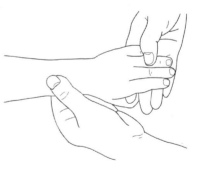

二扇门　快速清火退热　常用指数 ☆☆☆☆☆

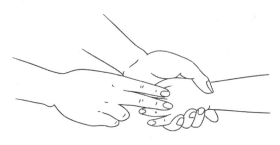

【**准确定位**】掌背中指根本节两侧凹陷处。

【**推拿手法**】使小儿手心向下，用两手拇指指端爪甲部掐之。

【**功效主治**】发汗透表，退热平喘，是发汗效穴。主治外感风寒。

二人上马　滋阴补肾，顺气散结　常用指数 ☆☆☆☆

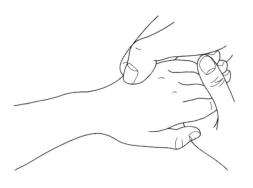

【**准确定位**】手背无名指及小指掌指关节后陷中。

【**推拿手法**】用拇指指端掐或用拇指指腹左右揉。

【**功效主治**】滋阴补肾，顺气散结，利水通淋。主治牙痛、小便赤涩淋沥等症。

外劳宫　祛除体寒治感冒　常用指数 ☆☆☆☆☆

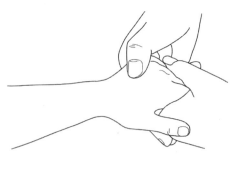

【**准确定位**】掌背正中第3、第4掌骨中间凹陷处，与内劳宫相对。

【**推拿手法**】用拇指指腹左右揉。

【**功效主治**】温阳散寒，升阳举陷，发汗解表。主治外感风寒、鼻塞流涕、腹痛、遗尿等症。

威灵 开窍醒神急救穴 常用指数 ☆☆☆

【准确定位】在手背第 2、第 3 掌骨歧缝间。

【推拿手法】用拇指指端掐后再揉。

【功效主治】开窍醒神。主要用于急救。

精宁 行气化痰又开窍 常用指数 ☆☆☆

【准确定位】在手背第 4、第 5 掌骨歧缝间。

【推拿手法】用拇指指端掐后再揉。

【功效主治】行气、破结、化痰。主治气吼痰喘、干呕、疳积等症。

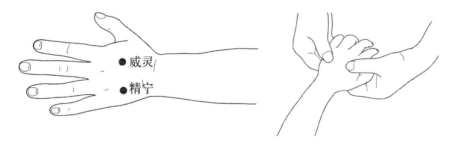

一窝风 发散风寒治感冒 常用指数 ☆☆☆

【准确定位】手背腕横纹正中凹陷处。

【推拿手法】用拇指指腹左右揉。

【功效主治】温中行气，止痹痛，利关节。主治风寒感冒、鼻塞流涕。

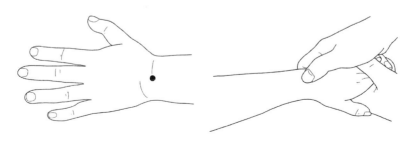

膊阳池　通便利尿止头痛　常用指数 ☆☆☆

【准确定位】手背一窝风上 3 寸，与内间使相对处。

【推拿手法】术者一手握小儿手腕，使掌背向上，用另一手拇指或中指揉 100~200 次，称揉膊阳池；用拇指甲掐 3~5 次，然后揉之，称掐膊阳池。

【功效主治】掐、揉膊阳池能止头痛，通大便，利小便。主治便秘。

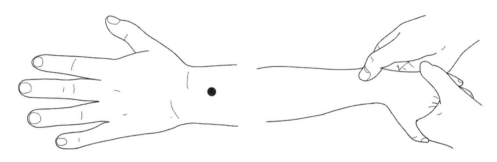

曲池　疏风清热治感冒　常用指数 ☆☆☆☆

【准确定位】屈肘成直角，肘弯横纹外侧端与肱骨外上髁连线的中点。

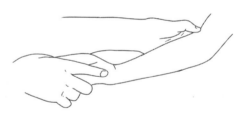

【推拿手法】使小儿屈肘，用拇指指腹稍用力按揉。

【功效主治】疏风清热，调和营卫。主治流行性感冒、扁桃体炎、急性胃肠炎、头痛、腹痛等。

合谷　镇静止痛通经络　常用指数 ☆☆☆☆

【准确定位】 当拇指和食指伸张时，在第
1、第2掌骨的中点，稍微偏向食指处。

【推拿手法】 使小儿手背朝上，用拇指指
腹稍用力按揉。

【功效主治】 镇静止痛，通经活络。主治
外感头痛、鼻炎、扁桃体炎、胃痛、腹痛等。

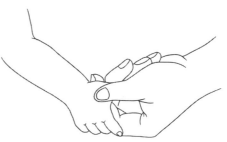

外八卦　治疗腹胀便秘疗效好　常用指数 ☆☆☆☆

【准确定位】 双手手背外劳宫周围，与内
八卦相对处。

【推拿手法】 使小儿手背朝上，用拇指指
腹顺时针方向用运法。

【功效主治】 宽胸理气，通滞散结。主治胸闷、腹胀、便秘等。

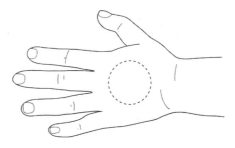

列缺　发汗解表通窍　常用指数 ☆☆☆☆

【准确定位】 在掌根连腕处两侧凹陷内。

【推拿手法】 用大拇指与食指、中指在腕窝两侧两穴处用力卡拿之。

【功效主治】 发汗解表，醒神开窍。主治风寒感冒、头痛、鼻塞、痘疹等症。

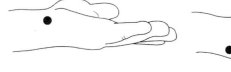 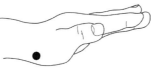 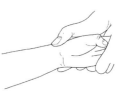

三关 气血虚弱推三关 常用指数☆☆☆☆☆

【准确定位】在前臂桡侧拇指一面，从腕横纹起至肘部，为线型穴。

【推拿手法】用食指、中指指面自腕横纹推至肘横纹，用力要匀。

【功效主治】补气行气，温阳散寒，发汗解表。主治一切虚寒病症，对非虚寒病症宜慎用。

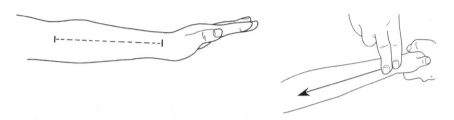

天河水 退热去火最有效 常用指数☆☆☆☆☆

【准确定位】前臂内侧正中，掌面自腕横纹中点至肘横纹呈一直线，为线型穴。

【推拿手法】一手握小儿手腕，使掌心向上，用另一手食指、中指指面从腕横纹中点推至肘横纹，直线推动，用力要匀。

【功效主治】清热解表，泻火除烦。主治热性病症。

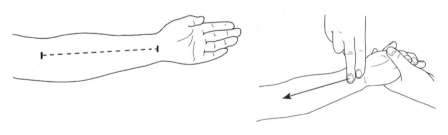

六腑　高热惊风退六腑　常用指数 ☆☆☆☆☆

【准确定位】在前臂尺侧小指一面，从肘弯至腕横纹，为线型穴。

【推拿手法】用食指和中指指腹从肘横纹推至腕横纹。称推六腑或退六腑。

【功效主治】清热，解毒，凉血。主治郁热积滞、壮热烦渴等实热证。

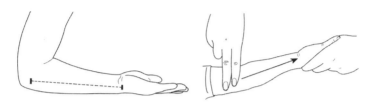

运水入土　健脾补肾治腹泻　常用指数 ☆☆

【准确定位】自掌面小指尖沿掌边至拇指
根部。

【推拿手法】一手握住小儿手，使掌心朝上，
另一手拇指自小指尖沿掌边推至拇指根。

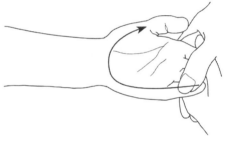

【功效主治】补肾健脾。主治疳积、痢疾、腹泻、便秘等。

运土入水　健脾补肾助消化　常用指数 ☆☆

【准确定位】自掌面拇指尖沿掌边至小指根。

【推拿手法】一手握住小儿手，使掌心朝
上，另一手拇指自掌面拇指尖沿掌边推
至小指根。

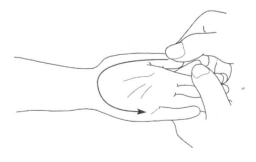

【功效主治】健脾补肾。主治消化不良、
吐泻、痢疾。

头面颈项部特效穴位：
发汗解表，安神除烦

攒竹（天门） 退热安神效果好 常用指数 ☆☆☆☆☆

【准确定位】两眉中间至前发际成一直线。

【推拿手法】用双手拇指自眉心交替直推
至前发际，开始用力要轻，再慢慢加力，
以孩子额头皮肤微微发红为度。

【功效主治】疏风解表，开窍醒脑，镇静安神。主治外感发热、头痛等症。

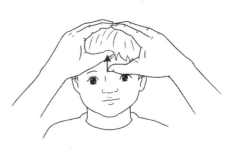

坎宫 醒脑明目治感冒 常用指数 ☆☆☆☆

【准确定位】自眉头起沿眉向眉梢成一横线。

【推拿手法】自眉心沿两侧眉梢做分推，其余四
指轻放在头部两侧固定，称推坎宫。

【功效主治】疏风解表，醒脑明目，止头痛。
主治外感发热、头痛。

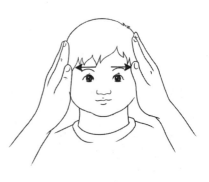

太阳 清热明目止头痛 常用指数 ☆☆☆☆

【准确定位】眉梢与目外眦之间，向后约1寸凹陷处。

【推拿手法】用拇指按揉该穴，称揉太阳或运太阳。

【功效主治】疏风解表、清热、明目、止头痛。主治外感
发热。

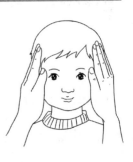

印堂　祛风通窍治惊风　常用指数 ☆☆☆☆

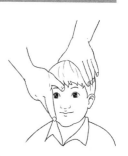

【准确定位】两眉内侧端连线中点处。

【推拿手法】用拇指指端爪甲部在眉心处掐，也可用拇指指端揉印堂。

【功效主治】醒脑安神，祛风通窍。主治外感头痛、惊风。

山根　惊风抽搐掐山根　常用指数 ☆☆☆

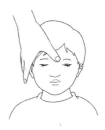

【准确定位】在印堂之下，两目内眦中间。

【推拿手法】用拇指指端掐。此穴不推，专用掐法。

【功效主治】开关窍，醒目安神。主治惊风、昏迷、抽搐等症。

睛明　明目护眼全靠它　常用指数 ☆☆☆☆☆

【准确定位】目内眦旁 0.1 寸。

【推拿手法】用拇指指端向眼睛内上方点揉。

【功效主治】明目止痛。主治头痛、目赤肿痛、弱视、近视、斜视、色盲等。

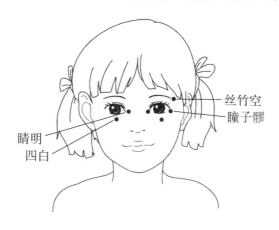

丝竹空
瞳子髎
睛明
四白

四白　远离近视和眼疾　常用指数☆☆☆☆

【准确定位】目正视，瞳孔直下，当颧骨上方凹陷中。

【推拿手法】用拇指指端按揉。

【功效主治】明目止痛。主治目赤肿痛、近视、斜视、头痛等。

丝竹空　头痛牙痛需要它　常用指数☆☆☆☆

【准确定位】眉梢骨凹陷中。

【推拿手法】用拇指指端按揉。

【功效主治】明目止痛。主治头痛、目赤肿痛、近视、斜视、牙痛等。

瞳子髎　祛风止痛护眼有功劳　常用指数☆☆☆☆

【准确定位】目外眦旁 0.5 寸，眶骨外缘凹陷中。

【推拿手法】用拇指指端按揉穴位。

【功效主治】通络止痛，明目祛风。主治头痛、目赤肿痛、迎风流泪、近视、斜视等。

人中（水沟）　窒息急救最有效　常用指数☆☆☆

【准确定位】人中沟正中上 1/3 与下 2/3 交界处，属督脉。

【推拿手法】用拇指指端掐 3~5 次，或醒后即止。

【功效主治】醒神开窍。主要用于急救。

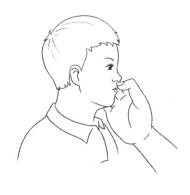

迎香　宣肺通气治鼻炎　常用指数 ☆☆☆

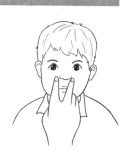

【准确定位】鼻翼外缘旁开 0.5 寸、鼻唇沟凹陷中。

【推拿手法】用食指、中指或拇指桡侧按揉。

【功效主治】宣肺气，通鼻窍。主治感冒或慢性鼻炎等引起的鼻塞流涕、呼吸不畅等。

牙关　口眼歪斜需通络　常用指数 ☆☆☆

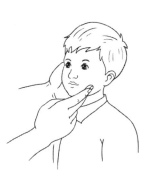

【准确定位】下颌角前上方一横指，用力咬牙时，咬肌隆起处。

【推拿手法】用拇指按揉。

【功效主治】疏风，通络，止痛。主治牙关紧闭、口眼歪斜等症。

囟门　镇静安神通窍　常用指数 ☆☆☆

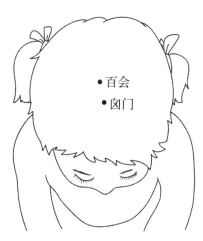

● 百会
● 囟门

【准确定位】前发际正中直上 2 寸，百会前骨陷中。

【推拿手法】用掌心轻揉或摩。

【功效主治】镇静安神、通窍。主治头痛、惊风、鼻塞等症。

特别提示：正常前囟在生后 12~18 个月闭合，操作时手法要轻柔，不可用力按压。

百会　开窍宁神，升阳固脱　常用指数☆☆☆

【**准确定位**】头顶正中线与两耳尖连线的交会处，后发际正中直上7寸。

【**推拿手法**】用拇指按揉或用掌心按摩。

【**功效主治**】安神镇惊，升阳举陷。主治惊风、遗尿等症。

耳后高骨　疏风解表治感冒　常用指数☆☆☆☆

【**准确定位**】耳后入发际，乳突后缘高骨下凹
陷中。

【**推拿手法**】用双手拇指指端着力按揉。

【**功效主治**】疏风解表、安神除烦。主治感冒
头痛。

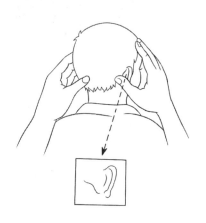

风池　祛风散寒发汗快　常用指数☆☆☆☆☆

【**准确定位**】颈后，后发际，胸锁乳突肌与斜方肌之
间凹陷中，平风府穴。

【**推拿手法**】用拇指、食指和中指相对用力拿捏穴位，
称拿风池。

【**功效主治**】发汗解表，祛风散寒。主治感冒头痛、
发热无汗等表实证。

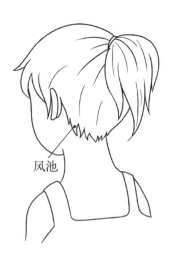

风池

天柱骨　外感发热见效快　常用指数 ☆☆☆☆☆

【准确定位】颈后发际正中至大椎穴成一

直线。

【推拿手法】用食指和中指指面自上而下

直推；也可以用刮痧板或汤匙边蘸水自上

而下刮拭，刮至皮下轻度瘀血为度。

【功效主治】降逆止呕，祛风散寒。主治

恶心、呕吐、外感发热、颈项强痛等症。

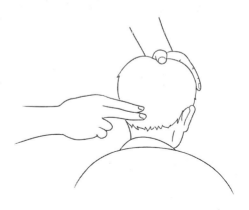

桥弓　活血化瘀消肿痛　常用指数 ☆☆☆

【准确定位】颈部两侧，沿胸锁乳突肌成一线。

【推拿手法】用拇指、食指和中指相对用力，在

患侧胸锁乳突肌处揉、揉捏、提拿，或用拇指抹。

【功效主治】活血化瘀、消肿。主要用于治疗1

周岁以内小儿肌性斜颈。

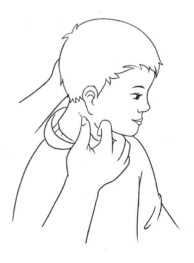

胸腹部特效穴位：
宽胸理气，健脾和胃

天突　快速止咳平喘　常用指数☆☆☆

【准确定位】胸骨切迹上缘正中凹陷中。

【推拿手法】用中指指端按揉或用双手拇指对称

挤捏，至皮下瘀血成紫红色。

【功效主治】理气化痰，降逆止呕，止咳平喘。

主治痰喘、呕吐、外感发热。

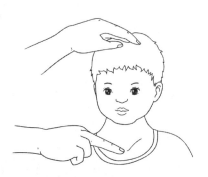

膻中　理气止咳化痰　常用指数☆☆☆☆

【准确定位】胸骨正中，两乳头连线中点。

【推拿手法】用中指指端揉，称揉膻中；用双手拇指自膻中向两旁分推至乳头，

称分推膻中；用食指、中指自胸骨切迹向下推至剑突，为推膻中。

【功效主治】宽胸理气，止咳化痰。主治各种原因引起的胸闷、咳嗽、吐逆、痰

喘等症。

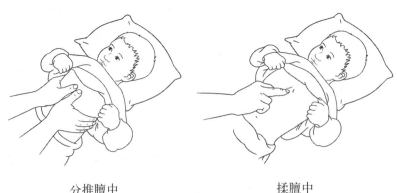

分推膻中　　　　　　　　　　　　揉膻中

胁肋　除胸闷化食积　常用指数 ☆☆☆

【准确定位】从腋下两肋至天枢处。

【推拿手法】用两手掌从小儿两侧腋下搓摩至天枢处，称搓摩胁肋。

【功效主治】顺气化痰，除胸闷，开积聚。主治胸闷、腹胀、气喘等症。

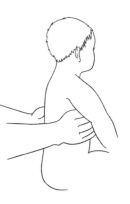

中脘　消食和中健脾胃　常用指数 ☆☆☆☆☆

【准确定位】肚脐正中直上 4 寸，即胸骨下端剑突与肚脐连线的中点。

【推拿手法】用掌根按揉，称揉中脘；用掌心或四指摩，称摩中脘；自中脘向上直推至喉下或自喉往下推至中脘，称推中脘。

【功效主治】健脾和胃，消食和中，主治泄泻、呕吐、腹胀、腹痛、食欲不振等症。

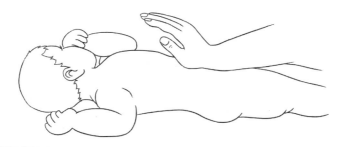

脐（神阙）　补益气血除疳积　常用指数 ☆☆☆☆

【准确定位】在肚脐中。

【推拿手法】用拇指揉脐或用手掌面摩脐。逆时针方向揉为补，顺时针方向揉为泻，顺逆各半揉为平补平泻。

【**功效主治**】温阳散寒、补益气血、健脾和胃、消食导滞，主治腹泻、便秘、疳积等症。

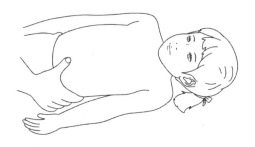

天枢　腹胀便秘都找它　常用指数☆☆☆☆☆

【**准确定位**】脐旁 2 寸，属足阳明胃经。

【**推拿手法**】用食指和中指指腹按揉。

【**功效主治**】疏调大肠，理气消滞，主治腹泻、呕吐、食积、腹胀、大便秘结等症。

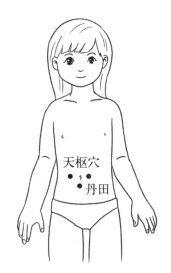

丹田　先天不足丹田补　常用指数 ☆☆☆☆☆

【准确定位】下腹部，脐下 2 寸与 3 寸之间。

【推拿手法】用手掌揉丹田或摩丹田。

【功效主治】培肾固本，温补下元，主治腹痛、遗尿、脱肛等症。

肚角　理气消滞止腹痛　常用指数 ☆☆☆

【准确定位】脐下 2 寸，旁开 2 寸的两大筋处。

【推拿手法】用拇指、食指和中指由脐旁向深处拿捏 3~5 次，称拿肚角。一拿一松为一次。

【功效主治】理气消滞，主治腹痛。

特别提示：拿肚角刺激较强，一般拿捏 3~5 次即可，不可拿捏时间太长，为防止小儿因手法刺激哭闹而影响操作和治疗效果，一般在其他手法推毕再拿此穴。

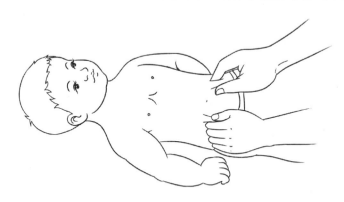

腰背骶部特效穴位：
解表通络，补益脾肾

肩井　发汗解表治感冒　常用指数☆☆☆☆

【准确定位】大椎与肩峰连线之中点，肩部筋肉处。

【推拿手法】用拇指与食指、中指对称用力提拿肩井或用拇指指端按压肩井。

【功效主治】宣通气血，发汗解表。多用于治疗后结束后的总收法（结束手法）。

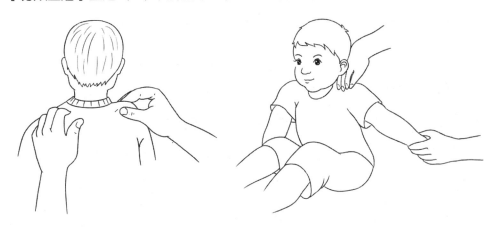

大椎　排毒退热效果好　常用指数☆☆☆☆☆

【准确定位】第 7 节颈椎棘突下凹陷中。

【推拿手法】用食指指端揉。

【功效主治】清热解表。主治感冒发热、项强、

咳嗽等症。

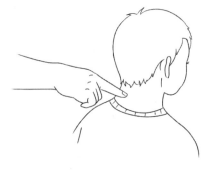

风门　外感风寒止咳喘　常用指数 ☆☆★★☆

【**准确定位**】背部第 2 胸椎棘突下，后正中线旁开 1.5 寸。

【**推拿手法**】用双手拇指揉。

【**功效主治**】解表通络，止咳平喘。主治外感风寒、咳嗽气喘等症。

肺俞　补气调肺功效大　常用指数 ☆☆☆☆☆

【**准确定位**】背部第 3 胸椎棘突下，后正中线旁开 1.5 寸。

【**推拿手法**】用双手拇指揉，称揉肺俞；双手拇指分别自肩胛骨内缘从上向下推动，称分推肩胛骨。

【**功效主治**】调肺气，补虚损，止咳嗽。主治外感咳嗽、痰鸣、胸闷、胸痛、发热等症。

脾俞　健脾养胃食欲好　常用指数 ☆☆☆☆☆

【**准确定位**】背部第 11 胸椎棘突下，后正中线旁开 1.5 寸。

【**推拿手法**】用双手拇指揉。

【**功效主治**】健脾胃，助运化，祛水湿。主治呕吐、腹泻、疳积、食欲不振等症。

胃俞　理气和胃缓解腹胀　常用指数 ☆☆☆☆☆

【准确定位】背部第 12 胸椎棘突下，后正中线旁开 1.5 寸。

【推拿手法】用双手拇指揉。

【功效主治】理气和胃，化湿消滞。主治腹胀、呕吐、肠鸣。

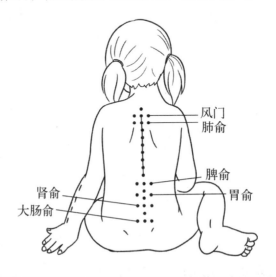

风门
肺俞
脾俞
肾俞
大肠俞
胃俞

肾俞　补益身体治遗尿　常用指数 ☆☆☆☆

【准确定位】背部第 2 腰椎棘突下，后正中线旁开 1.5 寸。

【推拿手法】用双手拇指揉。

【功效主治】滋阴壮阳，补益肾元。主治腹泻、遗尿等症。

大肠俞　通肠利腑治便秘　常用指数 ☆☆☆☆

【准确定位】背部第 4 腰椎棘突下，后正中线旁开 1.5 寸。

【推拿手法】用双手拇指揉。

【功效主治】通肠利腑。主治便秘、腹胀。

命门　温肾助阳助长高　常用指数 ☆ ☆ ☆ ☆ ☆

【**准确定位**】背部第 2 腰椎棘突下凹陷中，后正中线上。

【**推拿手法**】用拇指指腹按揉。

【**功效主治**】温肾助阳。有助孩子的身体发育。

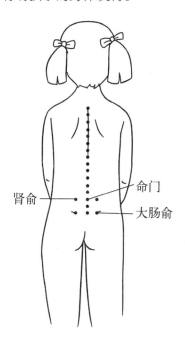

肾俞　　　　　　　　　命门

　　　　　　　　　　大肠俞

【**准确定位**】背部大椎至长强成一直线。

【**推拿手法**】用食指、中指指腹自上而下做直推或用捏法自下而上捏脊 3~5 遍。

【**功效主治**】调阴阳、理气血、和脏腑、通经络、强身健体。重推脊清热，轻推脊安神。主治疳积、腹泻等症。

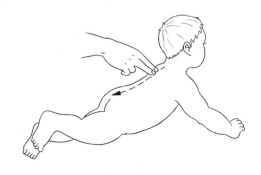

【**准确定位**】背部第 4 腰椎至尾椎骨端（长强穴）成一直线。

【**推拿手法**】用拇指桡侧面自下而上直推为推上七节骨，反之为下推七节骨。

【**功效主治**】推上七节骨能温阳止泻，下推七节骨能泻热通便。主治脱肛、遗尿、腹胀、腹泻等症。

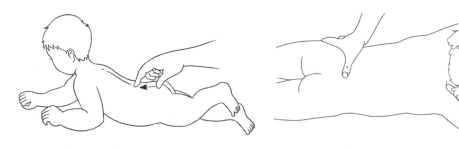

【**准确定位**】尾椎骨端。

【**推拿手法**】用拇指指端或中指指端揉。

【**功效主治**】通调督脉，调理大肠。主治腹泻、便秘等症。

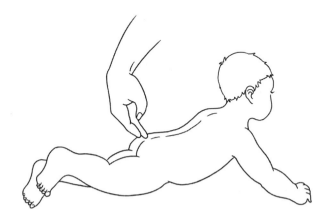

下肢部特效穴位：
疏通经络，促进生长

箕门　改善小便不利　常用指数☆☆☆☆

【**准确定位**】大腿内侧，膝盖上缘至腹股沟成一直线。

【**推拿手法**】自膝盖内侧上缘直推至腹股沟。

【**功效主治**】利尿清热。主治尿潴留、小便赤涩不利等症。

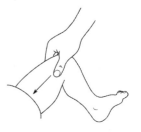

膝眼　息风止搐，通经活络　常用指数☆☆☆☆

【**准确定位**】在膝盖两旁凹陷中（外侧凹陷称外膝眼，内侧凹陷称内膝眼）。

【**推拿手法**】用拇指、食指分别揉按两侧膝眼。

【**功效主治**】按、掐、拿膝眼能息风止搐；揉膝眼能通经活络。常配合拿委中治疗小儿麻痹症导致的下肢痿软无力；并能治疗膝关节扭挫伤等膝部病症。

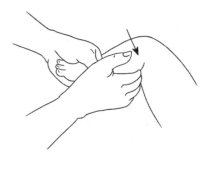

委中　疏通经络，息风止痉　常用指数☆☆☆

【**准确定位**】腘窝中央，两大筋（股二头肌腱、半腱肌腱）之间。

【**推拿手法**】用拇指、食指指端提拿勾拨腘窝中筋腱，称拿委中。

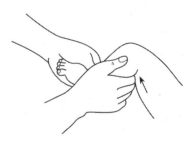

【功效主治】拿委中能疏通经络、息风止痉。常与揉膝眼、揉阳陵配合治疗惊风抽搐、下肢痿软无力。

足三里　健脾和胃吃饭香　常用指数☆☆☆☆☆

【准确定位】外膝眼下 3 寸，胫骨旁开 1 寸。

【推拿手法】用拇指指端按揉。

【功效主治】健脾和胃，调中理气，通络导滞。主治呕吐、腹泻等症。

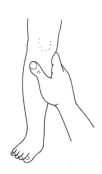

三阴交　活血通络治遗尿　常用指数☆☆☆☆☆

【准确定位】内踝尖上 3 寸，胫骨后缘凹陷中。

【推拿手法】用拇指指端按揉。

【功效主治】疏下焦，利湿热，通调水道。主治遗尿、癃闭、小便频数涩痛不利等症。

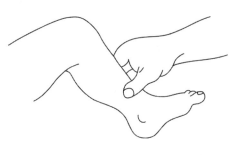

涌泉　消热除烦助长高　常用指数☆☆☆☆☆

【准确定位】足掌心前 1/3 与后 2/3 交界处的凹陷中。

【推拿手法】用拇指指腹着力，向足趾方向直推或用拇指指腹按揉。

【功效主治】滋阴退热，引火归元。主治呕吐、腹泻、夜啼等症。一般左揉止吐，右揉止泻。

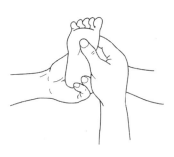

小儿推拿常用组合手法

1. 治外感四大手法（简称四大手法）

【处方】开天门 30~50 次，推坎宫 30~50 次，运太阳 30~50 次，揉耳后高骨 30~50 次。

【作用】疏风解表，止头痛。用于风寒、风热感冒。

2. 治腹泻四大手法

【处方】揉脐 100~300 次，摩腹 3~5 分钟，推上七节骨 300 次，揉龟尾 100~300 次。

【作用】调中止泻。治小儿腹泻，止泻疗效显著。

3. 发汗四大手法

【处方】掐心经 3~5 次，重揉太阳 50~100 次，掐揉二扇门 200~400 次，拿风池 5~10 次。

【作用】发汗止头痛。用于外感无汗，发热头痛。常配治外感四大手法应用。

4. 固表止汗四大手法

【处方】补脾经 300 次，补肺经 300 次，补肾经 300 次，揉肾顶 100~500 次。

【作用】益气固表止汗。用于自汗、盗汗、大汗。

第三章

32种小儿常见病基本推拿手法

针对32种小儿常见病，根据病情的需要，在辨证立法的基础上，按照一定的组方原则，选择恰当的穴位和手法进行治疗。由于小儿发病特点以外感和饮食内伤居多，因此在推拿治疗上常以解表、清热、消导等手法为多。治疗需恰当而及时。

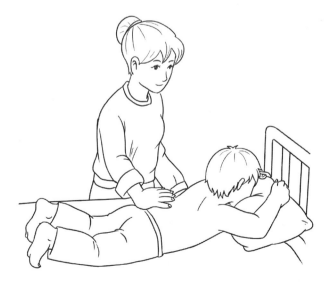

感冒

感冒是一种常见病。因为感冒通常是感受外邪为先，所以又俗称"伤风"。感冒四季都可以发生，以冬春之交最为常见。

小儿身体尚未发育完全，感冒的特点也与成人有所不同，且感冒常常累及心、肝、脾等诸多脏腑。推拿治疗应以解表散寒或清热为主。

感冒的基本推拿手法

1. 揉印堂： 印堂在两眉内侧端连线中点处，用拇指指腹揉1分钟。

2. 推坎宫： 坎宫为自眉头至眉梢成一横线。用双手拇指自眉心向眉梢方向推动，以眉心微微发红为度，推30~50次。

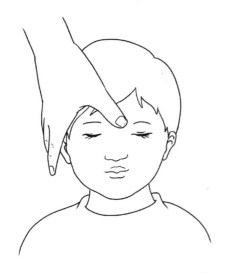

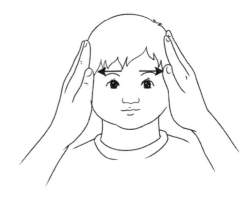

3. 揉风门： 风门在背部第2胸椎棘突下，后正中线旁开1.5寸，用双手拇指指端揉20~30次。

4. 揉肺俞： 肺俞在背部第3胸椎棘突下，后正中线旁开1.5寸。用双手拇指指端揉50~100次。

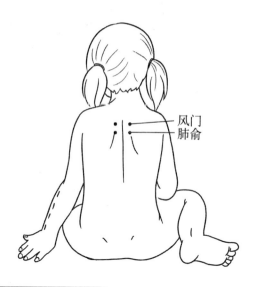

风门
肺俞

不同类型感冒的推拿手法

◆ 风寒型

【体质特征】怕冷、发热、无汗，四肢关节酸痛，流清涕、咳痰清稀，舌淡。

【推拿手法】在基本推拿手法基础上加按以下穴位。

1. **推三关**：三关在前臂桡侧拇指一面，用食指、中指指面自腕横纹推至肘横纹，推 300~500 次。

2. **掐揉二扇门**：二扇门在掌背中指根本节两侧凹陷处，先用双手拇指指端掐 3~5 次，再用食指和中指指腹按揉 1 分钟。

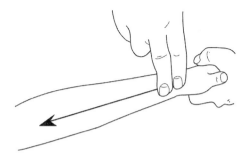

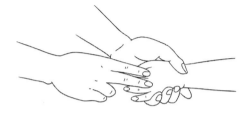

3. 揉外劳宫： 外劳宫在掌背正中两骨中间凹处，与内劳宫穴相对，以拇指指腹揉 1 分钟。

4. 拿列缺： 在掌根连腕处两侧凹陷内。用大拇指与食指、中指配合在腕窝两侧两穴处用力卡拿之。

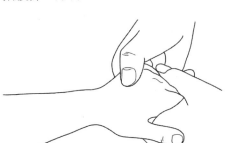

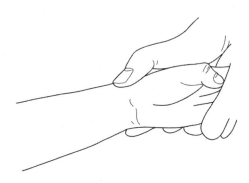

◆ **风热型**

【体质特征】 发热重、怕风或怕冷，嗓子疼、口干，有汗，流黄涕、咳嗽痰黄，舌边尖红，舌苔薄黄。

【推拿手法】 在基本推拿手法基础上加按以下穴位。

1. 清肺经： 用拇指指腹从孩子无名指指根推向指尖，推 200 次。

2. 双凤展翅： 用两手食指、中指夹住孩子两耳，向上提拉，提 3~5 次。

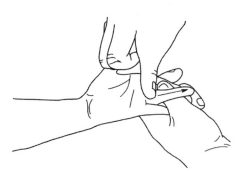

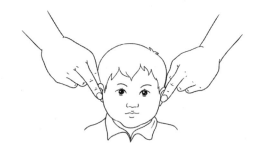

3. 清天河水： 天河水在前臂内侧正中，用食指和中指指面从腕横纹中点推至肘横纹，推 100~500 次。

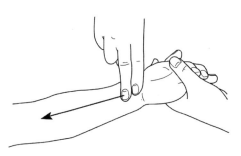

4. 揉大椎： 大椎在背部第 7 颈椎棘突下凹陷中，用食指指腹揉 1 分钟。

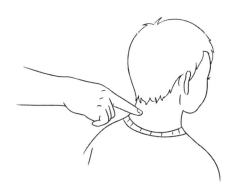

◆ **咳嗽痰多型**

【体质特征】感冒伴经常性咳嗽、痰多，有的宝宝不会咳出痰液。

【推拿手法】在基本推拿手法基础上加按以下穴位。

1. 揉天突： 天突在胸骨上窝中央，以中指指腹揉 100~300 次。

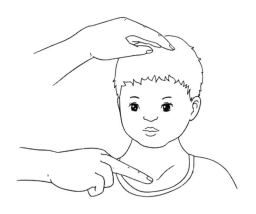

2. 分推膻中： 膻中在胸部，前正中线上，两乳头连线的中点，用双手拇指指腹自胸骨切迹向下推至剑突，推 100 次。

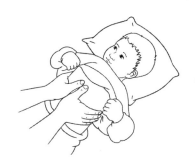

◆ **高热惊厥型**

【体质特征】惊厥大都发生在感冒初期，体温骤升到 38.5~39.5℃ 时。患儿出现意识丧失，全身对称性、强直性阵发痉挛，还可表现为双眼凝视、斜视、上翻等。

【**推拿手法**】在基本推拿手法基础上加按以下穴位。

1. **清肺经**：用拇指指腹从孩子无名指指根推向指尖，推 200 次。

2. **清心经**：用拇指指腹从孩子中指指根推向指尖，推 200 次。

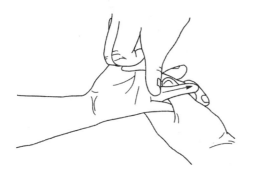

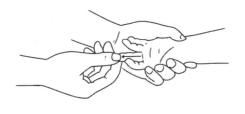

3. **清天河水**：天河水在前臂内侧正中，用食指和中指指面从腕横纹中点推至肘横纹，推 100~500 次。

4. **推涌泉**：涌泉位于脚掌前 1/3 与中 1/3 交界处的凹陷中，以拇指指腹自下向上推，推 200 次。

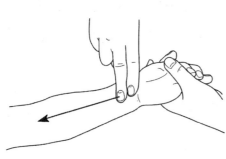

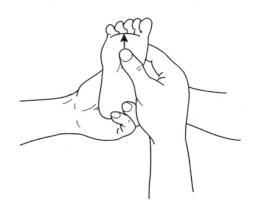

◆ **食欲缺乏型**

【**体质特征**】感冒后没有食欲，嘴中发苦，甚至不爱喝水。

【**推拿手法**】在基本推拿手法基础上加按以下穴位。

1. 揉板门： 用拇指指腹揉板门300次。

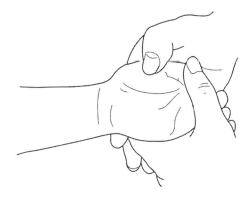

2. 推三关： 三关在前臂桡侧拇指一面，用食指、中指指面自腕横纹推至肘横纹，推300~500次。

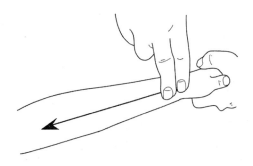

3. 揉中脘： 中脘在上腹部，前正中线上，脐上4寸，用掌根按揉100~300次。

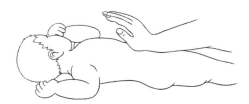

4. 按揉足三里： 足三里在外膝眼下3寸，胫骨旁开1寸。用拇指指腹揉50~100次。

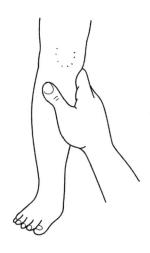

发热

一般情况下，孩子发热的原因大多与感冒、肺部热邪侵犯，同时胃部积食或者长期便秘、久病伤阴导致阴虚内热有关。但更多时候，孩子发热是由于感冒所导致，这是因为孩子抗病能力不足，很容易被风寒所侵，寒邪侵袭身体，减弱了保护身体的阳气，所以容易感冒发热。经络按摩治疗应以解表扶正为主。

发热的基本推拿手法

1. 开天门： 天门穴在两眉头连线中点至前发际成一直线，即额头正中线，用两手拇指在额头正中线自下而上交替做直线推动，推 30~50 次。

2. 推坎宫： 坎宫自眉头起，沿眉毛向眉梢成一横线。用双手拇指自眉心向眉梢方向推动，以眉心微微发红为度，推 200 次。

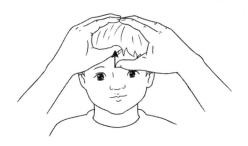

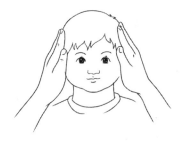

3. 清肺经： 用拇指指腹从孩子无名指指根推向指尖，推 200 次。

4. 清天河水： 天河水在前臂内侧正中，用食指和中指指面从腕横纹中点推至肘横纹，推 100~500 次。

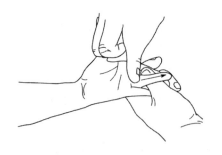

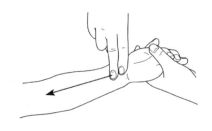

不同类型发热的推拿手法

◆ 风寒型

【体质特征】怕冷、头痛、鼻塞、流涕、舌苔薄白。

【推拿手法】在基本推拿手法基础上加按以下穴位。

1. **掐揉二扇门**：二扇门在掌背中指根本节两侧凹陷处，先用双手拇指指端掐 3~5 次，再用食指和中指指腹按揉 1 分钟。

2. **推三关**：三关在前臂桡侧拇指一面，用食指、中指指面自腕横纹推至肘横纹，推 300~500 次。

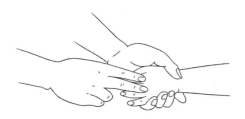

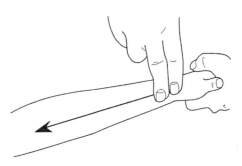

3. **拿风池**：风池在项部，枕骨之下，与风府相平，胸锁乳突肌与斜方肌之间的凹陷中。用拇指、食指和中指相对用力，提拿风池 5~10 次。

◆ 风热型

【体质特征】微微出汗，嗓子疼，口干，流黄鼻涕，食指脉络红紫。

【推拿手法】在基本推拿手法基础上加按以下穴位。

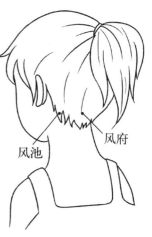

风府

风池

1. **清天河水：** 天河水在前臂内侧正中，用食指和中指指面从腕横纹中点推至肘横纹，推 100~500 次。

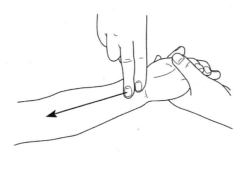

2. **分推膻中：** 膻中在胸部，前正中线上，两乳头连线的中点，用双手拇指指腹从膻中穴向两侧分推至乳头。

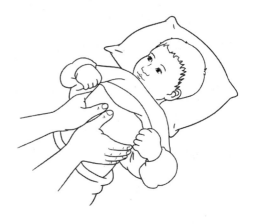

3. **揉肺俞：** 肺俞在背部第 3 胸椎棘突下，后正中线旁开 1.5 寸。用双手拇指指端揉 50~100 次。

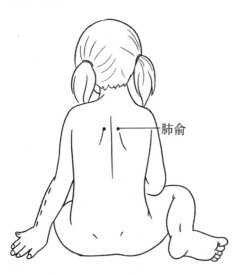

肺俞

4. **推天柱骨：** 天柱在颈后发际正中至大椎穴成一直线。用拇指或者食指、中指指腹自上向下直推 10 次。

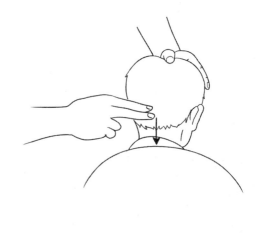

5. 推脊柱：用手掌来回推按脊柱 1~3 分钟，至背部发红、发热为止。

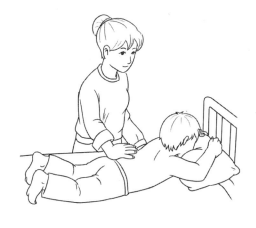

6. 运内八卦（痰多的情况下加）：内八卦在掌中，以掌心为圆心，从圆心至中指指根横纹约 2/3 处为半径所做圆周。用拇指指端自乾宫起至兑宫止，旋转摩擦 200 次。

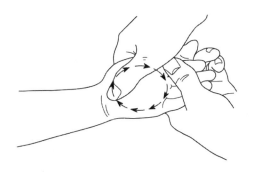

7. 揉板门（食欲不佳的情况下加）：用拇指指腹揉板门 100~300 次。

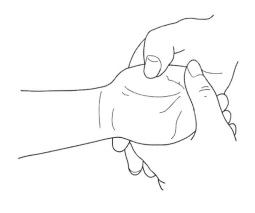

8. 分推腹阴阳：将双手拇指放在腹部，向腰侧分推 50~100 次，然后手掌放在腹部，在皮肤表面做顺时针方向回旋性的摩动 100~200 次。

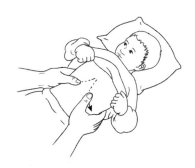

9. 揉中脘：中脘在上腹部，前正中线上，脐上 4 寸，用掌根按揉 100~300 次。

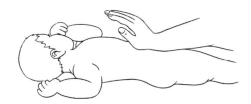

◆ **肺胃实热型**

【体质特征】面色发红，烦躁哭闹，指纹深紫，舌红苔燥，便秘。

【推拿手法】在基本推拿手法基础上加按以下穴位。

1. **清肺经：**用拇指指腹从孩子无名指指根推向指尖，推 200 次。

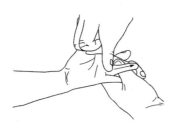

2. **清胃经：**用拇指指腹自孩子掌根推至拇指根部，推 100~300 次。

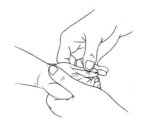

3. **清大肠经：**用拇指指腹由虎口推至食指指尖，推 300 次。

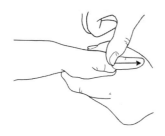

4. **揉板门：**用拇指指腹揉板门300次。

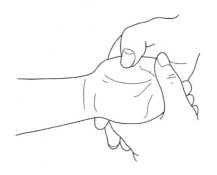

5. **运内八卦：**内八卦在掌中，以掌心为圆心，从圆心至中指指根横纹约 2/3 处为半径所做圆周。用拇指指端自乾宫起至兑宫止，旋转摩擦 200 次。

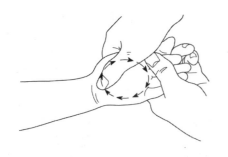

6. **推六腑：**六腑在前臂尺侧小指一面，用食指和中指指腹从肘横纹推至腕横纹，推 100~200 次。

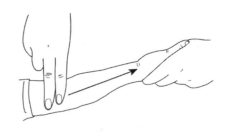

7. 揉天枢：天枢在脐中旁开 2 寸，用食指和中指指端揉 100~200 次。

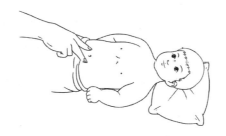

◆ 阴虚型

【体质特征】手足较热，夜间睡觉时容易出汗，食欲减退。最大的特点是发热多见于午后。

【推拿手法】在基本推拿手法基础上加按以下穴位。

1. 补脾经：用拇指指腹旋推孩子拇指罗纹面 200 次。

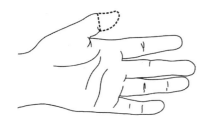

2. 补肾经：用拇指指腹旋推孩子小指末节罗纹面 200 次。

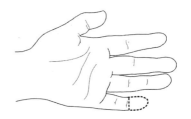

3. 揉内劳宫：内劳宫在掌心，握拳时中指、无名指指尖所在之处中点。用一手拇指指腹按压在内劳宫上，以顺时针方向揉按 100 次。

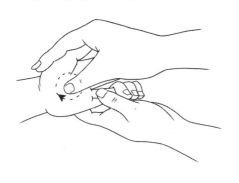

4. 清天河水：天河水在前臂内侧正中，用食指和中指指面从腕横纹中点推至肘横纹，推 100~500 次。

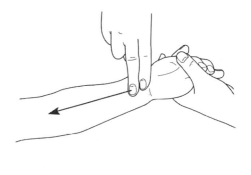

肺炎

肺炎是小儿常见病，也是严重危及小儿健康甚至生命的疾病。肺炎四季皆可见，尤以冬春季常见。中医认为，引起小儿肺炎的原因主要是由于感受风邪，邪气闭肺；邪热炽盛，热邪闭肺所致。症状表现为不同程度的发热、咳嗽、呼吸急促、呼吸困难和肺部有啰音等。治疗原则以清肺化痰为主。

小儿肺炎的基本推拿手法

1. 清肺经：用拇指指腹从孩子无名指指根推向指尖，推 200 次。

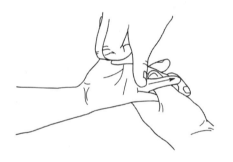

2. 清肝经：用拇指指腹从孩子食指指根直推至指尖，推 200 次。

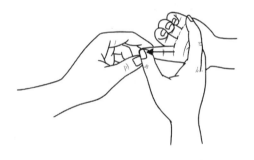

3. 运内八卦：内八卦在掌中，以掌心为圆心，从圆心至中指指根横纹约 2/3 处为半径所做圆周。用拇指指端自乾宫起至兑宫止，旋转摩擦 200 次。

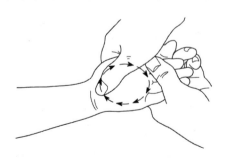

4. 推三关：三关在前臂桡侧拇指一面，用食指、中指指面自腕横纹推至肘横纹，推 300~500 次。

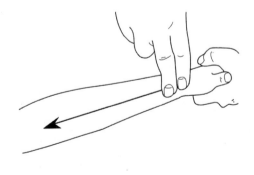

5. 揉天突：天突在前正中线上，胸骨切迹上缘正中凹陷中，以中指指腹揉1~3分钟。

6. 揉膻中：膻中在胸部，前正中线上，两乳头连线的中点，用中指指端按揉100次。

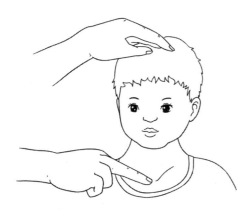

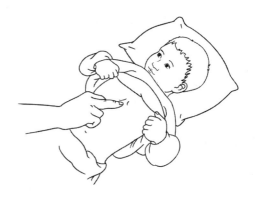

7. 揉肺俞：肺俞在背部第3胸椎棘突下，后正中线旁开1.5寸。用双手拇指指端揉50~100次。

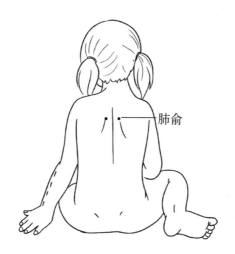

肺俞

不同类型肺炎的推拿手法

◆ 痰热壅肺型

【体质特征】咳嗽痰黄且黏，高热面红，呼吸气粗，舌红苔黄腻。

【推拿手法】在基本推拿手法基础上加按以下穴位。

1.**推六腑**：六腑在前臂尺侧小指一面，用食指和中指指腹从肘横纹推至腕横纹，推100~200次。

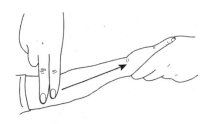

2.**清心经**：用拇指指腹从孩子中指指根推向指尖，推200次。

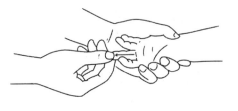

3.**揉中脘**：中脘在上腹部，前正中线上，脐上4寸，用掌根按揉100~300次。

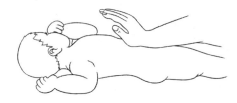

4.**捏挤大椎**：大椎在背部第7颈椎下凹陷中，用拇指、食指相对捏挤大椎穴20次。

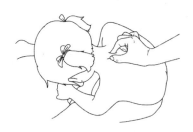

5.**按揉丰隆**：丰隆在外踝尖上8寸，胫骨外侧1.5寸，胫腓骨之间。用拇指指端揉20~40次。

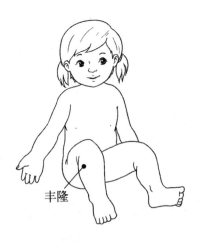

丰隆

◆ **风热袭肺型**

【**体质特征**】痰黏稠、色白量少，发热怕冷，胸肋隐隐作痛，舌苔薄黄。

【**推拿手法**】在基本推拿手法基础上加按以下穴位。

1. **揉太阳**：眉梢与目外眦之间，向后约1寸凹陷处。用双手拇指指端揉30~50次。

2. **拿风池**：风池在项部，枕骨之下，与风府相平，胸锁乳突肌与斜方肌之间的凹陷中。用拇指、食指和中指指腹相对用力，提拿风池5~10下。

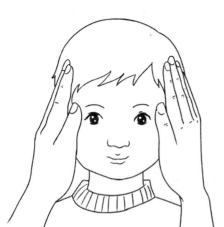

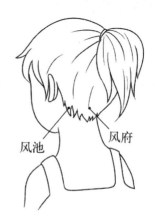

风池　　风府

3. **拿肩井**：肩井在肩上，当大椎与肩峰端连线的中点上。用拇指与食指、中指对称用力提拿3~5次。

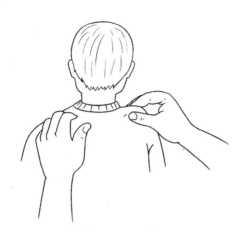

咳嗽

中医认为，当风、寒、暑、湿、燥、火等外邪侵袭人体的时候，就会引起人体肺、脾、肾三脏功能失调，孩子抵抗力薄弱，呼吸道血管丰富、支气管黏膜娇嫩，易发生炎症，从而引发咳嗽。咳嗽一年四季都可发生，但以冬春季节最为多见。治疗应以宣肺理气、健脾化痰为主。

小儿咳嗽的基本推拿手法

1. 揉肺俞：肺俞在背部第3胸椎棘突下，后正中线旁开1.5寸。用双手拇指指端揉50~100次。

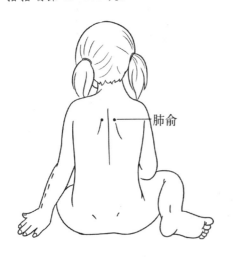

2. 揉天突：天突在前正中线上，胸骨切迹上缘正中凹陷中，以中指指腹揉1~3分钟。

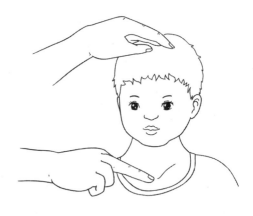

3. 揉膻中：膻中在胸部，前正中线上，两乳头连线的中点，用中指指端按揉100 次。

4. 按揉丰隆：丰隆在外踝尖上 8 寸，胫骨外侧 1.5 寸，胫腓骨之间。用拇指指端揉 20~40 次。

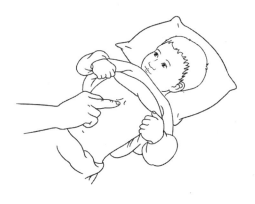

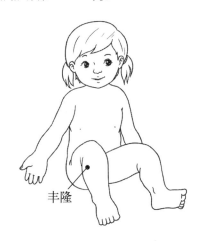

丰隆

不同类型咳嗽的推拿手法

◆ 风热型

【**体质特征**】嗓子疼，痰黄，发热，出汗，舌苔薄黄。

【**推拿手法**】在基本推拿手法基础上加按以下穴位。

1. 清肺经：用拇指指腹从孩子无名指指根推向指尖，推 200 次。

2. 推六腑：六腑在前臂尺侧小指一面，用食指和中指指腹从肘横纹推至腕横纹，推 100~200 次。

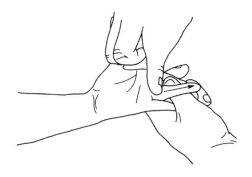

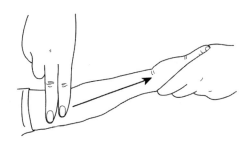

3. 揉大椎：大椎在背部第 7 颈椎棘突下凹陷中，用食指指腹揉 1 分钟。

4. 拿肩井：肩井在肩上，当大椎与肩峰端连线的中点上。用拇指与食指、中指对称用力提拿 3~5 次。

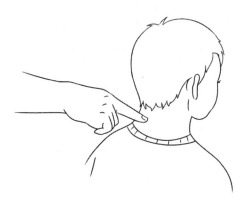

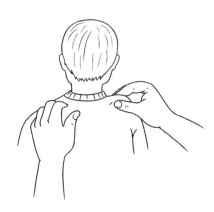

◆ **风寒型**

【**体质特征**】发热怕冷，无汗，痰稀色白。

【**推拿手法**】在基本推拿手法基础上加按以下穴位。

1. 揉太阳：眉梢与目外眦之间，向后约 1 寸凹陷处。用双手拇指指端揉 30~50 次。

2. 拿风池：风池在项部，枕骨之下，与风府相平，胸锁乳突肌与斜方肌之间的凹陷中。用拇指、食指和中指相对用力，提拿风池 10 下。

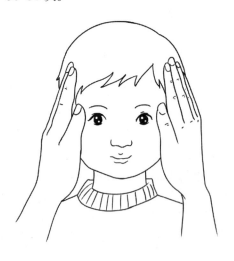

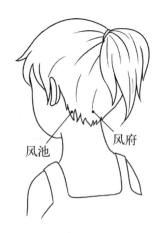

风池　　　风府

3. **揉合谷**：在虎口，第1、第2掌骨间凹陷处，以拇指指端揉200次。

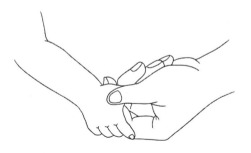

4. **推三关**：三关在前臂桡侧拇指一面，用食指、中指指面自腕横纹推至肘横纹，推300~500次。

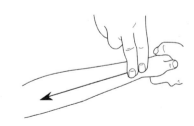

◆ **干咳型**

【**体质特征**】干咳少痰。

【**推拿手法**】在基本推拿手法基础上加按以下穴位。

1. **揉内劳宫**：内劳宫在掌心，握拳时中指和无名指指尖所在之处的中点。用一手拇指指腹按压在内劳宫上，以顺时针方向揉按50次。

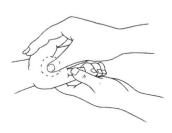

2. **揉肾俞**：肾俞在背部第2腰椎棘突下，旁开1.5寸，用食指、中指指端揉50~100次。

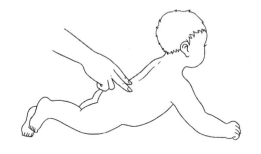

3. **推涌泉**：涌泉在脚掌前1/3与中1/3交界处的凹陷中，用拇指指腹自下向上推200次。

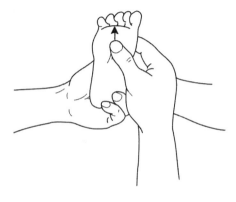

◆ 痰多型

【**体质特征**】咳嗽，痰白且量多。

【**推拿手法**】在基本推拿手法基础上加按以下穴位。

1. 补脾经：用拇指指腹旋推孩子拇指罗纹面 200 次。

2. 推四横纹：四横纹在掌面食指、中指、无名指、小指第一指间关节横纹处。孩子四指并拢，按摩者用拇指指腹在穴位上横向来回直推，来回推 100 次。

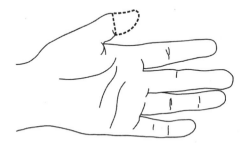

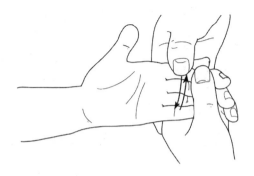

3. 运内八卦：内八卦在掌中，以掌心为圆心，从圆心至中指指根横纹约 2/3 处为半径所做圆周。用拇指指端自乾宫起至兑宫止，旋转摩擦 200 次。

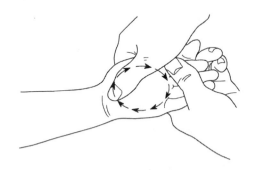

百日咳

百日咳即顿咳，是由百日咳杆菌引起的急性呼吸道传染病。临床以阵发性、痉挛性咳嗽，咳毕有特殊鸡鸣样吸气性回声为特征，是小儿时期常见的呼吸道传染病之一。

本病一年四季均可发病，主要发生于冬春季节，以5岁以下小儿为多见。中医认为，本病是由外感时邪毒侵犯肺部，肺气失宣而发病。治疗应以清热润肺为主。

小儿百日咳的基本推拿手法

1. 推三关： 三关在前臂桡侧拇指一面，用食指、中指指面自腕横纹推至肘横纹，推300~500次。

2. 清天河水： 天河水在前臂内侧正中，用食指和中指指面从腕横纹中点推至肘横纹，推100~500次。

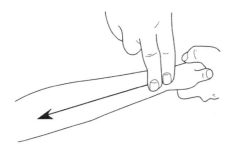

3. 揉大椎： 大椎在背部第7颈椎棘突下凹陷中，用食指指腹揉1分钟。

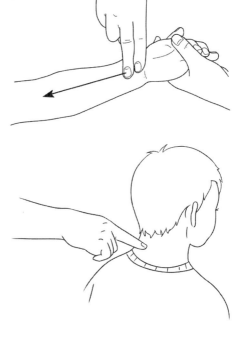

4. 揉肺俞：肺俞在背部第 3 胸椎棘突下，后正中线旁开 1.5 寸。用双手拇指指端揉 50~100 次。

5. 揉定喘：定喘穴在背部第 7 颈椎棘突下，旁开 0.5 寸。用食指和中指指腹按压在穴位上，顺时针方向揉动 20~30 次。

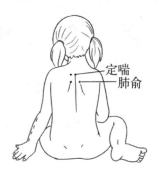

不同类型百日咳的推拿手法

◆ 风热型

【**体质特征**】咽喉红肿，高热，面色发红。

【**推拿手法**】在基本推拿手法基础上加按以下穴位。

1. 清肺经：用拇指指腹从孩子无名指指根推向指尖，推 200 次。

2. 推六腑：六腑在前臂尺侧小指一面，用食指和中指指腹从肘横纹推至腕横纹。推 100~200 次。

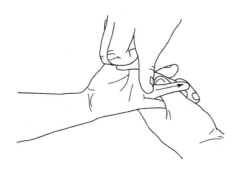

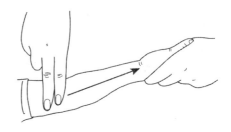

3. 揉曲池：曲池在肘窝桡侧横纹头至肱骨外上髁中点。用拇指指端揉 50~100 次。

4. 揉合谷：合谷在虎口上，第 1、第 2 掌骨间凹陷处，以拇指指端揉 200 次。

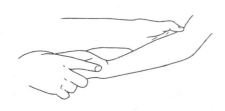

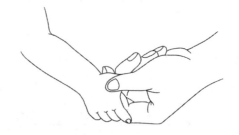

◆ **风寒型**

【体质特征】头痛，怕冷发热，无汗。

【推拿手法】在基本推拿手法基础上加按以下穴位。

1. **推三关**：三关在前臂桡侧拇指一面，用食指、中指指面自腕横纹推至肘横纹，推 300~500 次。

2. **拿风池**：风池在项部，枕骨之下，与风府相平，胸锁乳突肌与斜方肌之间的凹陷中。用拇指、食指和中指相对用力，提拿风池 10 下。

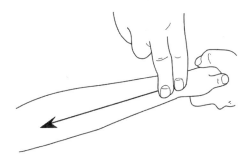

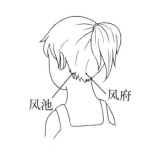

3. **揉合谷**：合谷在虎口上，第 1、第 2 掌骨间凹陷处，以拇指指端揉 200 次。

◆ **痰热型**

【体质特征】痰黏稠且色黄，口鼻气热等。

【推拿手法】在基本推拿手法基础上加按以下穴位。

1. **拿风池**：用拇指、食指和中指相对用力，提拿风池 5~10 下。

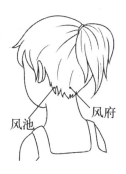

2. **按揉曲池、合谷**：曲池在肘窝桡侧横纹头至肱骨外上髁中点。用拇指指端揉 50~100 次。合谷在虎口上，第 1、第 2 掌骨间凹陷处，以拇指指端揉 200 次。

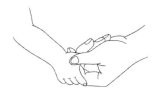

3. 揉膻中：膻中在胸部，前正中线上，两乳头连线的中点，用中指指端按揉 100 次。

4. 拿肩井：肩井在肩上，当大椎与肩峰端连线的中点上。用拇指与食指、中指对称用力提拿 3~5 次。

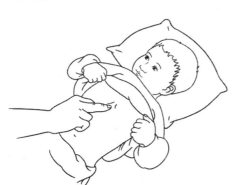

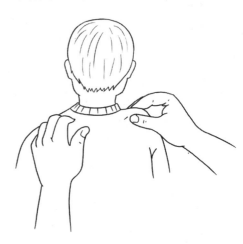

◆ **脾肺气虚型**

【体质特征】疲倦乏力，食欲不振，咳嗽无力等。

【推拿手法】在基本推拿手法基础上加按以下穴位。

1. 补脾经：用拇指指腹旋推孩子拇指罗纹面 200 次。

2. 补肺经：用拇指指腹旋推孩子无名指末节罗纹面 200 次。

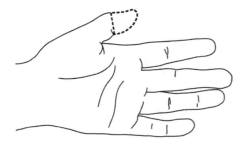

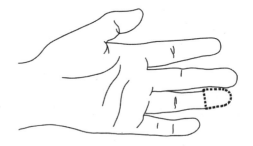

3. 揉脾俞、胃俞： 脾俞在背部第 11 胸椎棘突下，后正中线旁开 1.5 寸，用双手拇指指端揉 50~100 次。胃俞在第 12 胸椎棘突下，后正中线旁开 1.5 寸。用双手拇指指端揉 50~100 次。

4. 揉中脘： 中脘在上腹部，前正中线上，脐上 4 寸，用掌根按揉 100~300 次。

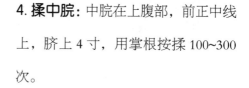

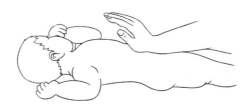

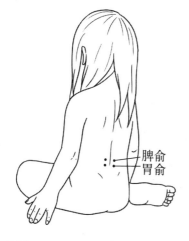

脾俞
胃俞

5. 捏脊： 双手食指半屈，用食指中节靠拇指的侧面，抵在孩子的尾骨处，拇指与食指相对用力，沿脊柱两侧自龟尾向上边推边捏边放，一直推到大椎穴。每捏 3 下将背部皮肤提 1 下，捏 3~5 遍。

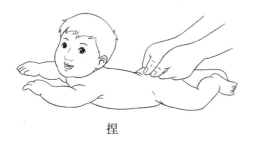

捏

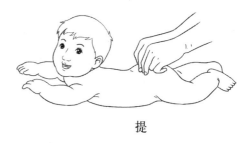

提

哮喘

哮喘是一年四季都有可能发作的疾病，尤其当寒冷季节、气候急剧变化时发病更常见。儿童哮喘大多在 3 岁以内发病，男女比例 2:1。一般治疗调护得当，随着年龄增长，可逐渐痊愈。但如果治疗不当，可反复发作，导致终身患病。治疗应以清热化痰、补气行气为主。

小儿哮喘的基本推拿手法

1. 揉大椎：大椎在背部第 7 颈椎棘突下凹陷中，用食指指腹揉 1 分钟。

2. 揉肺俞：肺俞在背部第 3 胸椎棘突下，后正中线旁开 1.5 寸。用双手拇指指端揉 50~100 次。

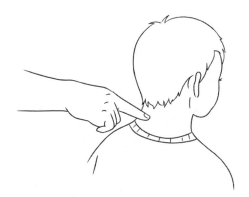

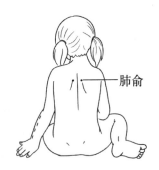

肺俞

3. 揉膻中：膻中在胸部，前正中线上，两乳头连线的中点，用中指指端按揉100次。

4. 揉脐：用拇指指腹顺时针方向揉肚脐 200 次。

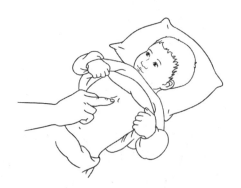

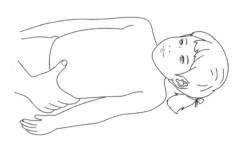

不同类型哮喘的推拿手法

◆ **热喘型**

【**体质特征**】咳痰黄稠，小便发黄、便秘，发热面红，舌红苔黄，喜欢喝冷饮。

【**推拿手法**】在基本推拿手法基础上加按以下穴位。

1. **清大肠经**：用拇指指腹由虎口推至食指指尖，推 300 次。

2. **推六腑**：六腑在前臂尺侧小指一面，用食指和中指指腹从肘横纹推至腕横纹。推 100~200 次。

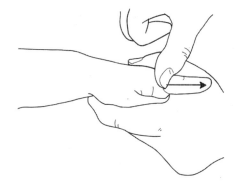 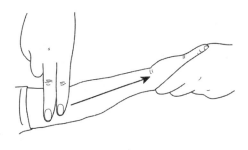

3. **按揉丰隆**：丰隆在外踝尖上 8 寸，胫骨外侧 1.5 寸，胫腓骨之间。用拇指指端揉 20~40 次。

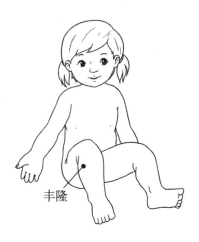

丰隆

◆ **寒喘型**

【**体质特征**】咳痰稀白，面色苍白，小便颜色清，怕冷，喜欢喝热饮等。

【推拿手法】在基本推拿手法基础上加按以下穴位。

1. 推三关：三关在前臂桡侧拇指一面，用食指、中指指面自腕横纹推至肘横纹，推 300~500 次。

2. 揉合谷：在虎口，第 1、第 2 掌骨间凹陷处，以拇指指端揉 200 次。

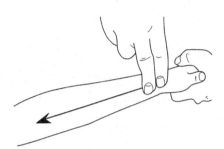
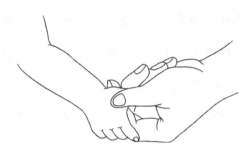

3. 拿风池：风池在项部，枕骨之下，与风府相平，胸锁乳突肌与斜方肌之间的凹陷中。用拇指、食指和中指相对用力，提拿风池 5~10 下。

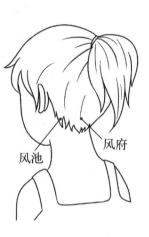

风池　风府

◆ **虚喘型**

【体质特征】病情易反复发作，表现为咳痰无力、气短声低、口唇发紫等。一旦活动，症状会更加严重。

【推拿手法】在基本推拿手法基础上加按以下穴位。

1. 补脾经：用拇指指腹旋推孩子拇指罗纹面 200 次。

2. 补肾经：用拇指指腹旋推孩子小指末节罗纹面 200 次。

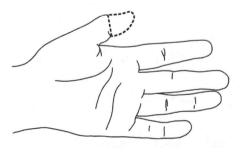
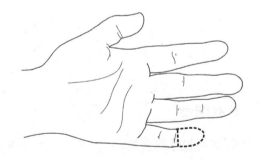

3. 揉脾俞：脾俞在背部第 11 胸椎棘
突下，后正中线旁开 1.5 寸，用双手
拇指指端揉 50~100 次。

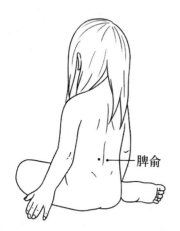

脾俞

4. 揉肾俞：肾俞在背部第 2 腰椎棘突
下，后正中线旁开 1.5 寸，用双手拇
指或食指与中指指端揉 50~100 次。

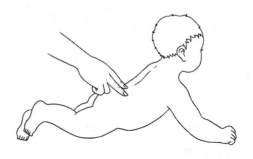

扁桃体炎

扁桃体是咽部的"大门"，它能吞噬及消灭病原微生物，对进入呼吸道的空气有过滤作用，对人体十分重要。小儿得了扁桃体炎常表现为高热、发冷、呕吐、咽痛等。扁桃体反复发炎会影响小儿的体质。对于扁桃体炎，按摩治疗应以滋阴清热利咽、活血、散结、消肿为主。

小儿扁桃体炎的基本推拿手法

1. 清肺经： 用拇指指腹从孩子无名指指根推向指尖，推 200 次。

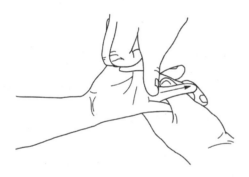

2. 清天河水： 天河水在前臂内侧正中，用食指和中指指面从腕横纹中点推至肘横纹，推 100~500 次。

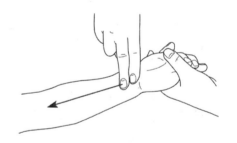

3. 掐少商： 少商位于拇指指端外侧，以拇指指端掐 5~10 次。

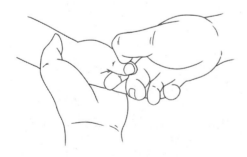

4. 揉合谷： 合谷在虎口上，第 1、第 2 掌骨间凹陷处，以拇指指端揉 200 次。

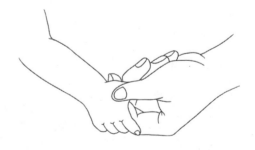

不同类型扁桃体炎的推拿手法

◆ 肺胃热盛型

【体质特征】口渴高热、嗓子疼、咳痰黄稠、口臭便秘、舌红苔黄。

【推拿手法】在基本推拿手法基础上加按以下穴位。

1. 清大肠经：用拇指指腹由虎口推至食指指尖，推 300 次。

2. 推六腑：六腑在前臂尺侧小指一面，用食指和中指指腹从肘横纹推至腕横纹。推 100~200 次。

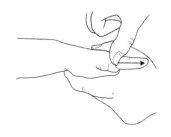

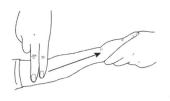

3. 清小肠经：用拇指指腹沿小指外侧缘自指根向指尖直线推动 200 次。

4. 揉大椎：大椎在背部第 7 颈椎棘突下凹陷中，用中指指腹揉 1 分钟。

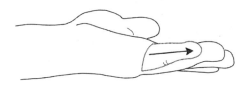

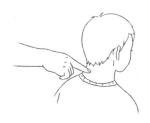

5. 推下七节骨：七节骨在背部第 4 腰椎至尾椎骨端（长强穴）成一直线，用拇指指腹自上向下推，300 次。

6. 推涌泉：涌泉在脚掌前 1/3 与中 1/3 交界处的凹陷中，用拇指指腹自下向上推，推 200 次。

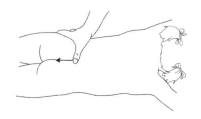

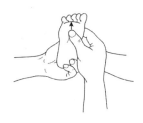

◆ 风热侵犯型

【**体质特征**】嗓子疼、难咽食，发热怕冷，鼻塞、头身疼痛，咳嗽有痰。

【**推拿手法**】在基本推拿手法基础上加按以下穴位。

1. 推六腑：六腑在前臂尺侧小指一面，用食指和中指指腹从肘横纹推至腕横纹，推100~200次。

2. 揉大椎：大椎在背部第7颈椎棘突下凹陷中，用中指指腹揉1分钟。

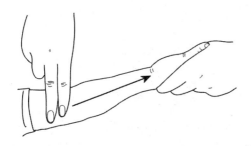

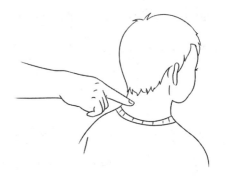

3. 按揉合谷、曲池：合谷在虎口上，第1、第2掌骨间凹陷处，以拇指指端揉200次。曲池在肘窝桡侧横纹头至肱骨外上髁中点。用拇指指端揉100次。

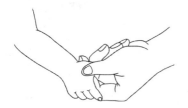

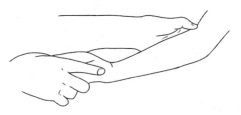

4. 拿肩井：肩井在肩上，当大椎与肩峰端连线的中点上。用拇指与食指、中指对称用力提拿3~5次。

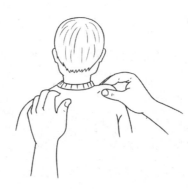

◆ **阴虚火旺型**

【**体质特征**】经常低热，轻微嗓子疼、干咳无痰，舌红苔少等。

【**推拿手法**】在基本推拿手法基础上加按以下穴位。

1. **补肾经**：用拇指指腹旋推孩子小指

末节罗纹面 200 次。

2. **揉内劳宫**：内劳宫在掌心，握拳时

中指、无名指指尖所在之处的中点。

用一手拇指指腹按压在内劳宫上，以

顺时针方向揉按 200 次。

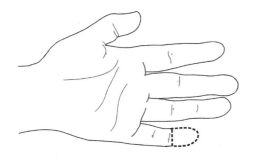

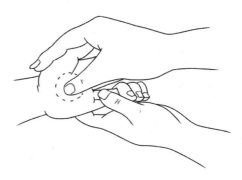

3. **揉肺俞**：肺俞在背部第 3 胸椎棘突下，后正中线旁开 1.5 寸。用双手拇指指端

揉 50~100 次。

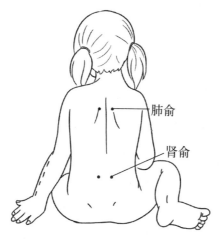

肺俞

肾俞

4. **揉肾俞**：肾俞在背部第 2 腰椎棘突下，旁开 1.5 寸，用双手拇指指端揉 50~100 次。

咽炎

尽管咽炎并不是什么非常严重的疾病，但一旦患上却是非常不舒服的。年幼的孩子无法直接地表达出来这种不舒服，再加上父母照顾得不够仔细，就很可能延误了咽炎的治疗而令病情加重。所以，如果发觉孩子最近经常哭闹并且声音嘶哑，口水比以前流得多，张开嘴后咽部充血红肿的话，就很可能是得了咽炎。按摩治疗以清肺热、补肾虚为主。

小儿咽炎的基本推拿手法

1. 挤捏天突：天突在前正中线上，胸骨切迹上缘正中凹陷中，以拇指和食指相对挤捏 30~50 次，再用中指指腹轻轻按揉 1 分钟。

2. 按揉风府：风府在项部，后发际正中直上 1 寸。用拇指指腹按在风府穴上，分别以顺时针、逆时针方向按揉，力度逐渐加重，揉 50~100 次。

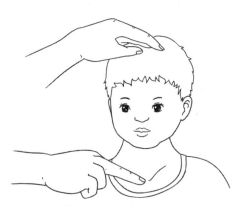

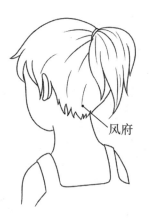

风府

3. **揉曲池：** 曲池在肘窝桡侧横纹头至肱骨外上髁中点，用拇指指端揉50~100次。

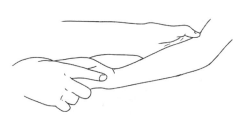

4. **揉合谷：** 合谷在虎口上，第1、第2掌骨间凹陷处，以拇指指端揉200次。

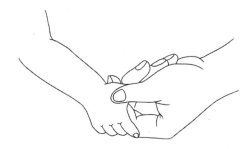

不同类型咽炎的推拿手法

◆ 肺胃热盛型

【**体质特征**】吞咽食物困难，高热，眼部红肿热痛，咳嗽，想喝水，咳痰黄稠，小便黄、大便秘结，舌红苔黄。

【**推拿手法**】在基本推拿手法基础上加按以下穴位。

1. **清天河水：** 天河水在前臂内侧正中，用食指和中指指面从腕横纹中点推至肘横纹，推100~500次。

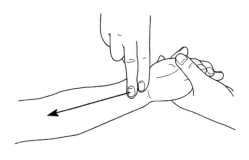

2. **清大肠经：** 用拇指指腹由虎口推至食指指尖，推300次。

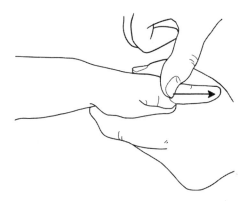

3. 推六腑： 六腑在前臂尺侧小指一面，用食指和中指指腹从肘横纹推至腕横纹，推 500 次。

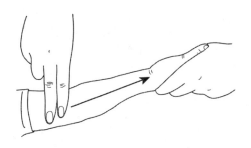

4. 揉大椎： 大椎在背部第 7 颈椎棘突下凹陷中，用食指指腹揉 1 分钟。

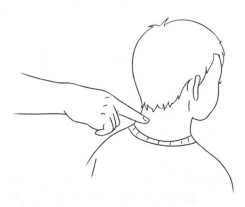

5. 推下七节骨： 七节骨在背部第 4 腰椎至尾椎骨端（长强穴）成一直线，用拇指指腹自上向下推，200 次。

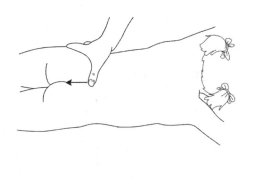

6. 揉涌泉： 涌泉在脚掌前 1/3 与中 1/3 交界处的凹陷中，用拇指指腹顺时针方向按揉 200 次。

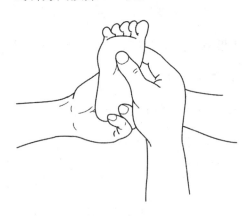

◆ **风热型**

【**体质特征**】嗓子痛、咽喉干涩，偶尔咳嗽、痰黏难咳。

【**推拿手法**】在基本推拿手法基础上加按以下穴位。

1. 清肺经： 用拇指指腹从孩子无名指指根推向指尖，推 200 次。

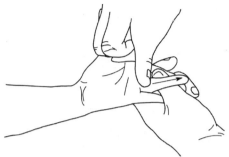

2. 清天河水： 天河水在前臂内侧正中，用食指和中指指面从腕横纹中点推至肘横纹，推 100~500 次。

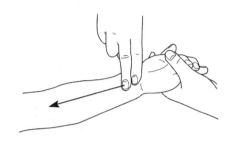

3. 揉大椎： 大椎在背部第 7 颈椎棘突下凹陷中，用食指指腹揉 1 分钟。

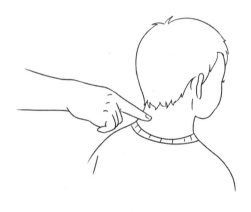

4. 揉涌泉： 涌泉在脚掌前 1/3 与中 1/3 交界处的凹陷中，用拇指指腹顺时针方向揉 200 次。

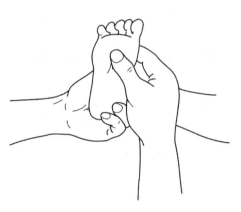

◆ **肺肾阴虚型**

【**体质特征**】咽部灼热发痒、微痛，咳嗽、咳痰量少，气短乏力，严重的会出现耳鸣等症状。

【**推拿手法**】在基本推拿手法基础上加按以下穴位。

1. 揉膻中：膻中在胸部，前正中线上，两乳头连线的中点，用中指指端按揉100次。

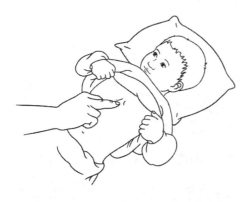

2. 揉肺俞：肺俞在背部第3胸椎棘突下，后正中线旁开1.5寸。用双手拇指指端揉50~100次。

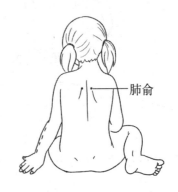

肺俞

3. 揉肾俞：肾俞在背部第2腰椎棘突下，后正中线旁开1.5寸，用双手拇指或者食指和中指指端揉50~100次。

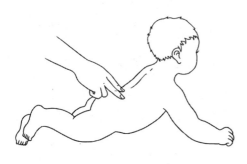

4. 揉涌泉：涌泉在脚掌前1/3与中1/3交界处的凹陷中，用拇指指腹顺时针方向揉200次。

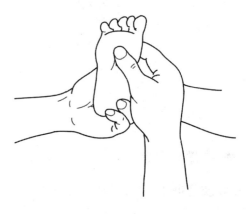

慢性鼻炎

慢性鼻炎是小儿常见呼吸系统疾病。引起孩子慢性鼻炎的原因有很多，空气污染、通风不良、气温的突然变化、粉尘、烟雾等都是诱发慢性鼻炎的主要因素。如果孩子经常鼻塞，有时闻不到明显的味道，鼻涕较多，不运动时鼻子就不通畅，就很可能是得了慢性鼻炎，按摩治疗以通鼻窍、宣肺散寒为主。

小儿慢性鼻炎的基本推拿手法

1. **开天门**：天门穴在两眉头连线中点至前发际成一直线，即额头的正中线。用两手拇指在额头正中线自下而上交替做直线推动，推 30~50 下。

2. **推坎宫**：坎宫自眉头起，沿眉毛向眉梢成一横线。用双手拇指自眉心向眉梢方向推动，以眉心微微发红为度，推 200 次。

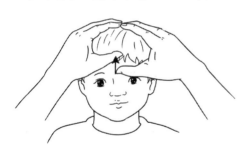

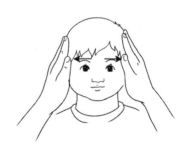

3. **揉迎香**：迎香位于鼻翼外缘旁开 0.5 寸，鼻唇沟凹陷中，用食指和中指指腹按揉 1 分钟。

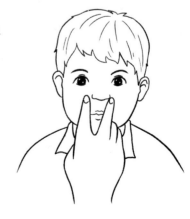

4. 拿风池：风池在项部，枕骨之下，与风府相平，胸锁乳突肌与斜方肌之间的凹陷中。用拇指、食指和中指相对用力，提拿风池 5~10 下。

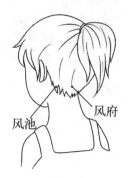

风池　风府

不同类型鼻炎基本推拿手法

◆ 风热侵犯型

【体质特征】鼻涕颜色黄且稠，发热怕风，出汗口渴，偶尔咳嗽。

【推拿手法】在基本推拿手法基础上加按以下穴位。

1. 按揉风府：风府在项部，后发际正中直上 1 寸。用拇指指腹按在风府穴上，分别以顺时针、逆时针方向按揉，力度逐渐加重，揉 50~100 次。

2. 清肺经：用拇指指腹从孩子无名指指根推向指尖，推 200 次。

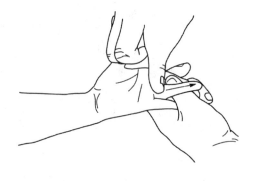

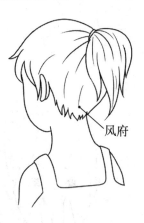

风府

3. 清天河水： 天河水在前臂内侧正中，用食指和中指指面从腕横纹中点推至肘横纹，推 100~500 次。

4. 揉曲池： 曲池在肘窝桡侧横纹头至肱骨外上髁中点。用拇指指端揉 50~100 次。

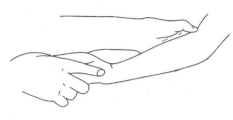

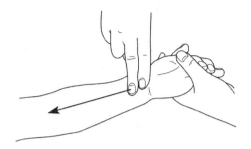

5. 拿肩井： 肩井在肩上，当大椎与肩峰端连线的中点上。用双手拇指与食指、中指对称用力提拿 3~5 次。

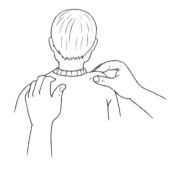

◆ **风寒侵袭型**

【**体质特征**】怕冷发热，头身疼痛，鼻塞严重，鼻涕色白清稀等。

【**推拿手法**】在基本推拿手法基础上加按以下穴位。

1. 推三关： 三关在前臂桡侧拇指一面，用食指、中指指面自腕横纹推至肘横纹，推 300~500 次。

2. 清肺经： 用拇指指腹从孩子无名指指根推向指尖，推 200 次。

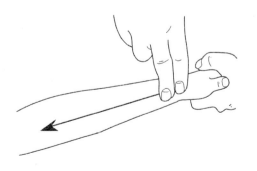

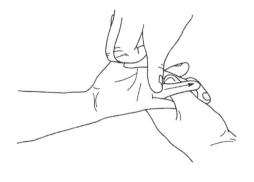

3. 揉大椎：大椎在背部第 7 颈椎棘突下凹陷中，用食指指腹揉 1 分钟。

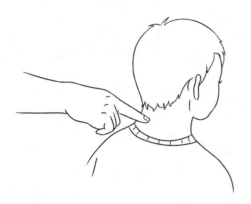

4. 推脊柱：以手掌直线推动脊柱两侧的肌肉组织，以透热为度。

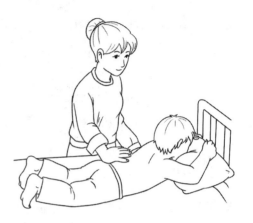

积食

积食是指小儿伤于乳食，积滞停留体内不消化而形成的一种脾胃病症，也是消化不良的一种表现。一年四季均可发病，夏秋季节发病率略高。任何年龄段儿童都可患此病，但以婴幼儿为多见。积食在临床上主要表现为不思乳食、食而不化，呕吐腐酸乳食，大便不调、腹部胀满，形体瘦弱等。按摩治疗以调节脾胃、补充气血为主，兼顾清热除烦。

小儿积食的基本推拿手法

1. **运内八卦**：内八卦在掌中，以掌心为圆心，从圆心至中指指根横纹约2/3处为半径所做圆周。用拇指指端自乾宫起至兑宫止，旋转摩擦200次。

2. **揉中脘**：中脘在上腹部，前正中线上，脐上4寸，用掌根按揉100~300次。

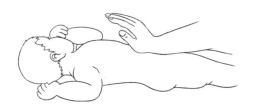

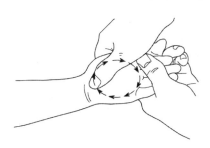

3. **摩腹**：用食指、中指和无名指指腹顺时针方向摩动腹部100~200次。

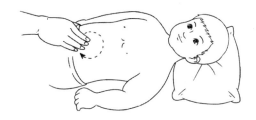

4. 捏脊： 自尾骨至大椎，沿脊柱两侧提捏肌肉 3~5 遍。

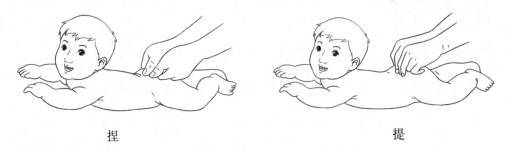

捏   提

不同类型积食的推拿手法

◆ 五心烦热型

【**体质特征**】烦躁不安，眼睛发红，爱流眼泪，手脚潮热，睡着后爱出汗。

【**推拿手法**】在基本推拿手法基础上加按以下穴位。

1. 清肝经： 用拇指指腹从孩子食指指根直推至指尖，推 200 次。

2. 补肾经： 用拇指指腹旋推孩子小指末节罗纹面 200 次。

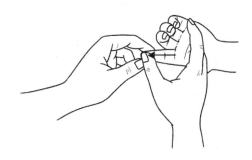

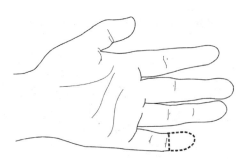

3. 揉内劳宫： 内劳宫在掌心，握拳时中指、无名指指尖所在之处的中点。用一手拇指指腹按压在内劳宫上，以顺时针方向揉按 200 次。

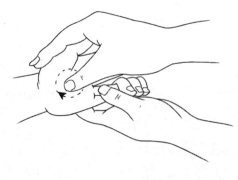

4. 揉外劳宫: 外劳宫在掌背正中两骨中间凹处,与内劳宫穴相对,以拇指指腹揉 100 次。

5. 推三关: 三关在前臂桡侧拇指一面,用食指、中指指面自腕横纹推至肘横纹,推 300~500 次。

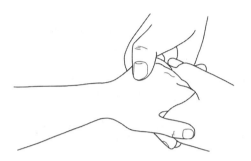

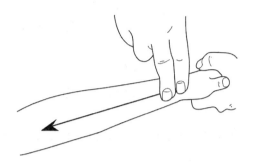

◆ **咳嗽痰喘型**

【体质特征】不思饮食,食而不化,伴咳嗽痰喘。

【推拿手法】在基本推拿手法基础上加按以下穴位。

1. 揉膻中: 膻中在胸部,前正中线上,两乳头连线的中点,用中指指端按揉 100 次。

2. 揉肺俞: 肺俞在背部第 3 胸椎棘突下,后正中线旁开 1.5 寸。用双手拇指指端揉 50~100 次。

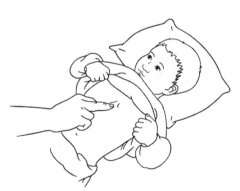

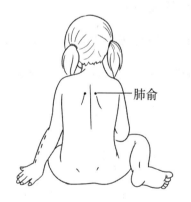

肺俞

◆ **便秘型**

【体质特征】脘腹胀满,烦闹啼哭,小便黄或如米泔水样,大便气味臭秽。

【推拿手法】在基本推拿手法基础上加按以下穴位。

1. **揉板门**：用拇指指腹揉板门300次。

2. **清大肠经**：用拇指指腹由虎口推至食指指尖，推300次。

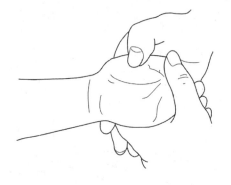
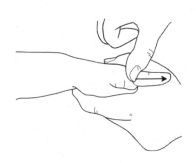

3. **推下七节骨**：七节骨在背部第4腰椎至尾椎骨端（长强穴）成一直线，用拇指指腹自上向下推，推200次。

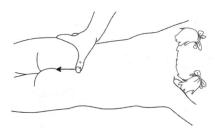

◆ **小儿积食合并肠炎**

【**体质特征**】吃得少，经常腹泻，面黄肌瘦，弱不禁风。

【**推拿手法**】在基本推拿手法基础上加按以下穴位。

1. **补脾经**：用拇指指腹旋推孩子拇指罗纹面200次。

2. **运内八卦**：内八卦在掌中，以掌心为圆心，从圆心至中指指根横纹约2/3处为半径所做圆周。用拇指指端自乾宫起至兑宫止，旋转摩擦200次。

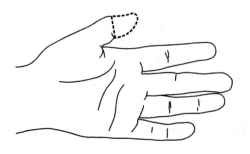
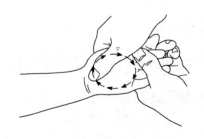

3. 推四横纹：四横纹在掌面食指、中指、无名指、小指第一指间关节横纹处。孩子四指并拢，按摩者用拇指指腹在穴位上横向来回直推，来回推 100 次。也有用三棱针点刺、放血以改善积食，效果也很好。

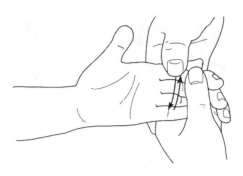

4. 推三关：三关在前臂桡侧拇指一面，用食指、中指指面自腕横纹推至肘横纹，推 300~500 次。

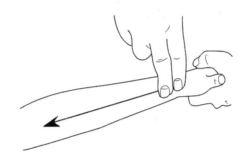

5. 推六腑：六腑在前臂尺侧小指一面，用食指和中指指腹从肘横纹推至腕横纹，推 100~200 次。

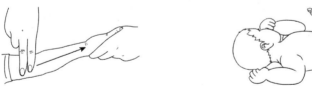

6. 揉中脘：中脘在上腹部，前正中线上，脐上 4 寸，用掌根按揉 100~300 次。

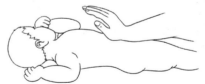

7. 摩腹：用食指、中指和无名指指腹顺时针方向摩动腹部 100~200 次。

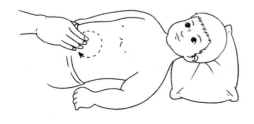

8. 揉天枢：天枢在脐中旁开 2 寸，用食指和中指指端揉 100~200 次。

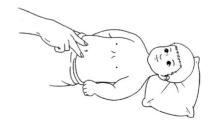

盗汗

小儿睡眠状态下，全身或局部无故出汗过多，中医学称为盗汗。汗为气血津液所化生，由人体阳气蒸化而来，如果由于先天或后天的原因导致表卫阳气不足，津液外泄，就会出现多汗。小儿为纯阳之体，经常有盗汗，日久就会耗伤气阴。此外，饮食调护不当，也会引起小儿多汗。治疗原则以清肝利湿为主。

小儿盗汗的基本推拿手法

1. **补脾经**：用拇指指腹旋推孩子拇指罗纹面200次。

2. **补肾经**：用拇指指腹旋推孩子小指末节罗纹面200次。

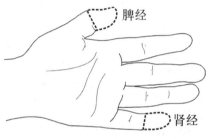

3. **揉肾顶**：肾顶在小指顶端。一手托住孩子手掌，掌心向上，用另一只手拇指的指端以顺时针方向按揉小指顶端，揉300次。

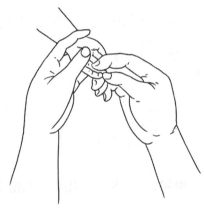

不同类型盗汗的推拿手法

◆ 阴阳失调型

【体质特征】身体虚弱，如果在白天过度活动，晚上入睡后则多汗，一旦从沉睡中醒来，就会停止流汗。

【**推拿手法**】在基本推拿手法基础上加按以下穴位。

1. **清心经**：用拇指指腹从孩子中指指根推向指尖，推 200 次。

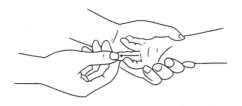

2. **补肾经**：用拇指指腹旋推孩子小指末节罗纹面 200 次。

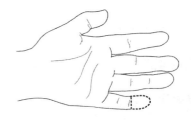

3. **补脾经**：用拇指指腹旋推孩子拇指罗纹面 200 次。

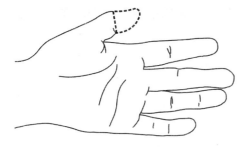

4. **推六腑**：六腑在前臂尺侧小指一面，用食指和中指指腹从肘横纹推至腕横纹。推 100~200 次。

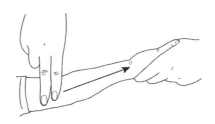

5. **揉涌泉**：涌泉位于脚掌前 1/3 与中 1/3 交界处的凹陷中，用拇指指腹揉 200 次。

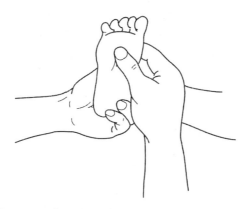

6. **捏脊**：双手食指半屈，用食指中节靠拇指的侧面，抵在孩子的尾骨处，拇指与食指相对用力，沿脊柱两侧自龟尾向上边推边捏边放，一直推到大椎穴。每捏 3 下将背部皮肤提 1 下，捏 3~5 遍。

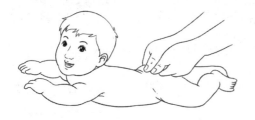 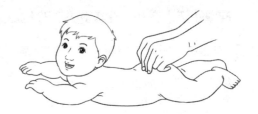

◆ 阴虚火旺型

【体质特征】睡时容易出汗，醒则汗止，夜里还会做噩梦，手脚心热，舌头发红等。

【推拿手法】在基本推拿手法基础上加按以下穴位。

1. **清肝经**：用拇指指腹从孩子食指指根直推至指尖，推 200 次。

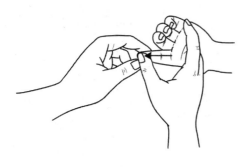

2. **按揉百会**：百会在头顶正中线与两耳尖连线的交会处，后发际正中直上 7 寸。用拇指指腹按揉 1 分钟。

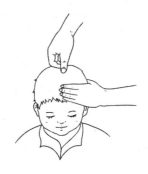

3. **按揉神门**：神门在腕部，在小指对应的腕横纹凹陷处。用拇指指端按揉 200 次。

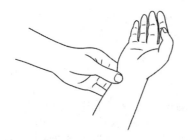

4. **清天河水**：天河水在前臂内侧正中，用食指和中指指面从腕横纹中点推至肘横纹，推 100~500 次。

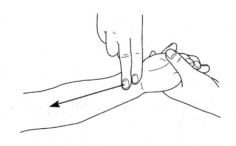

腹泻

腹泻是指大便次数增多，粪质稀薄，甚至如水样的一种病症。腹泻是小儿常见病，多见于 6 个月至 2 岁的婴幼儿，一年四季均可发病，但以夏秋季多见。轻微的腹泻痊愈较快，但如果腹泻症状重，病程长，则耗伤小儿津液，导致疳病，甚至慢惊风。中医认为，小儿腹泻分为积泻、惊泻、伤泻、冷泻、热泻等多种证型，主要病因为内伤乳食、感受外邪和脾胃虚弱。治疗原则以温中或清热、健脾为主。

小儿腹泻的基本推拿手法

1. 补大肠经：大肠经在食指桡侧缘末节，用拇指指腹由食指指尖推至虎口，推 200 次。

2. 揉外劳宫：外劳宫在掌背正中两骨中间凹处，与内劳宫穴相对，以拇指指腹揉 1 分钟。

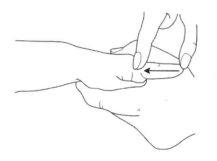

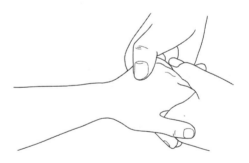

3. 揉脐：用拇指指腹顺时针方向揉肚脐 200 次。

4. 摩腹：用食指、中指和无名指指腹顺时针方向摩动腹部 100~200 次。

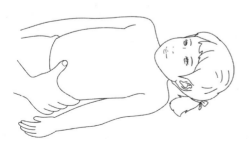

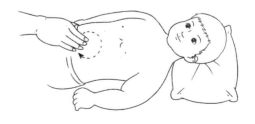

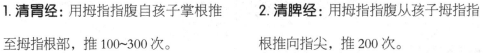

不同类型腹泻的推拿手法

◆ 湿热泻型

【体质特征】湿热腹泻最大的特征是一感到腹痛则立即要腹泻，身热、肛门灼热，口渴，尿少色黄，苔黄腻等。

【按摩手法】在基本推拿手法基础上加按以下穴位。

1. 清胃经：用拇指指腹自孩子掌根推至拇指根部，推 100~300 次。

2. 清脾经：用拇指指腹从孩子拇指指根推向指尖，推 200 次。

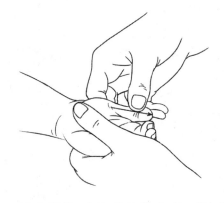

3. 清大肠经：用拇指指腹由虎口推至食指指尖，推 300 次。

4. 推三关：三关在前臂桡侧拇指一面，用食指、中指指面自腕横纹推至肘横纹，推 300~500 次。

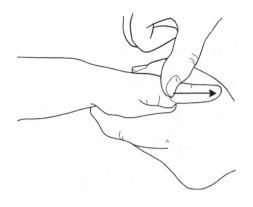

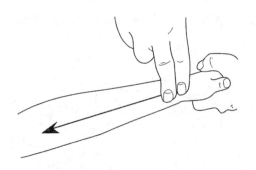

5. 推六腑： 六腑在前臂尺侧小指一面，用食指和中指指腹从肘横纹推至腕横纹，推 100~200 次。

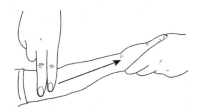

6. 揉天枢： 天枢在脐中旁开 2 寸，用食指和中指指端揉 100~200 次。

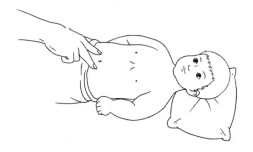

7. 揉龟尾： 龟尾在尾骨端下 0.5 寸，当尾骨端与肛门连线的中点处。用拇指指端揉 100 次。

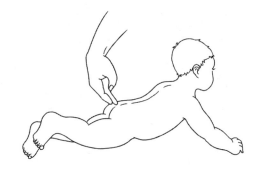

◆ **寒湿泻型**

【体质特征】大便清稀多沫，色淡不臭，小便色清，伴有肠鸣腹痛、面色淡白，舌苔白腻。

【推拿手法】在基本推拿手法基础上加按以下穴位。

1. 补脾经： 用拇指指腹旋推孩子拇指罗纹面 200 次。

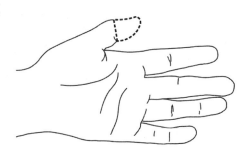

2. 推三关： 三关在前臂桡侧拇指一面，用食指、中指指面自腕横纹推至肘横纹，推 300~500 次。

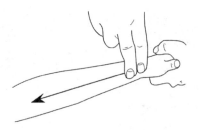

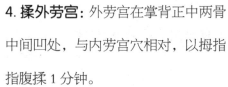

3. 补大肠经： 大肠经在食指桡侧缘末节，用拇指指腹由指尖直推至虎口，推 100 次。

4. 揉外劳宫： 外劳宫在掌背正中两骨中间凹处，与内劳宫穴相对，以拇指指腹揉 1 分钟。

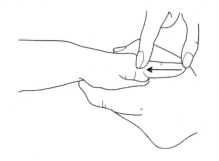

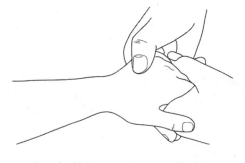

5. 揉脐： 用拇指指腹顺时针方向揉肚脐 200 次。

6. 推上七节骨： 七节骨在背部第 4 腰椎至尾椎骨端（长强穴）成一直线，用拇指指腹自下向上推 200 次。

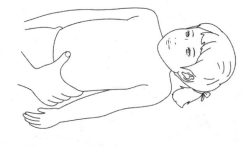

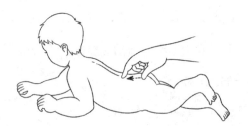

◆ **脾虚泻型**

【体质特征】面色苍白，食欲不振，大便稀，并且带有食物残渣等。

【推拿手法】在基本推拿手法基础上加按以下穴位。

1. **补脾经**：用拇指指腹旋推孩子拇指罗纹面 200 次。

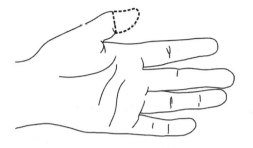

2. **补大肠经**：大肠经在食指桡侧缘末节，用拇指指腹由指尖直推至虎口，推 300 次。

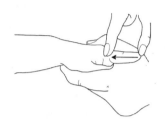

3. **揉板门**：用拇指指腹揉板门 300 次。

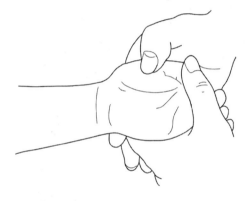

4. **推三关**：三关在前臂桡侧拇指一面，用食指、中指指面自腕横纹推至肘横纹，推 300~500 次。

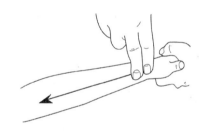

5. **揉脐**：用拇指指腹顺时针方向揉肚脐 200 次。

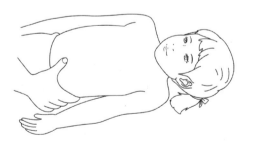

6. **推上七节骨**：七节骨在背部第 4 腰椎至尾椎骨端（长强穴）成一直线，用拇指指腹自下向上推，推 100 次。

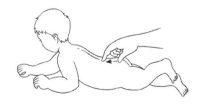

7. **捏脊**：双手食指半屈，用食指中节靠拇指的侧面，抵在孩子的尾骨处，拇指与食指相对用力，沿脊柱两侧自龟尾向上边推边捏边放，一直推到大椎穴。每捏 3 下将背部皮肤提 1 下，捏 3~5 遍。

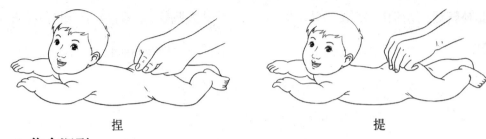

捏 提

◆ 伤食泻型

【体质特征】一般情况下，伤食腹泻是由于孩子本身脾胃虚再加上饮食不当造成的，具体表现为腹痛胀满，大便量多酸臭，口臭或伴有呕吐酸馊、舌苔垢腻等。

【推拿手法】在基本推拿手法基础上加按以下穴位。

1. **补脾经**：用拇指旋推孩子拇指罗纹面 200 次。

2. **清大肠经**：用拇指指腹由虎口推至食指指尖，推 300 次。

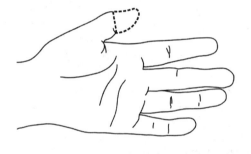

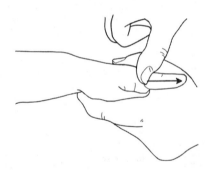

3. **揉板门**：用拇指指腹揉板门300次。

4. **运内八卦**：内八卦在掌中，以掌心为圆心，从圆心至中指指根横纹约 2/3 处为半径所做圆周。用拇指指端自乾宫起至兑宫止，旋转摩擦 200 次。

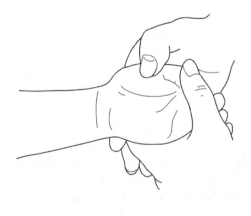

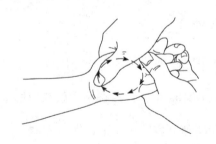

痢疾

痢疾是小儿较为常见的一种肠道传染病。临床以腹痛、发热、腹泻、里急后重、大便脓血为主要症状。本病多见于夏秋季节。中医认为是感受暑湿热邪或寒湿之邪所致，若感受时邪疫毒，则发病急剧。按摩治疗以泄热解毒、清热凉血为主。

小儿痢疾的基本推拿手法

1. 揉中脘：中脘在上腹部，前正中线上，脐上 4 寸，用掌根按揉 100~300 次。

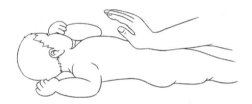

2. 揉天枢：天枢在脐中旁开 2 寸，用食指和中指指端揉 100~200 次。

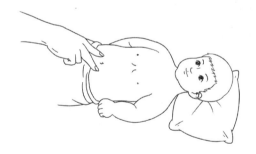

3. 揉脾俞、胃俞：脾俞在背部第 11 胸椎棘突下，旁开 1.5 寸，用双手拇指指端揉 50~100 次。胃俞在第 12 胸椎棘突下，旁开 1.5 寸，用双手拇指指端揉 50~100 次。

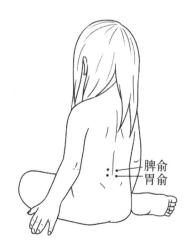

脾俞
胃俞

4. 揉大肠俞： 大肠俞在背部第 4 腰椎棘突下，旁开 1.5 寸，用双手拇指指端揉 50~100 次。

5. 直推背部： 用单掌以掌根从孩子腰骶部向上直推至背部，以透热为度。

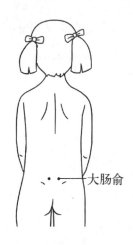

大肠俞

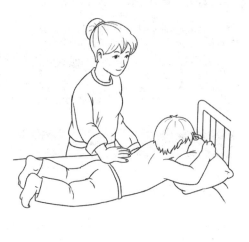

不同类型痢疾的推拿手法

◆ 寒湿型

【体质特征】 全身发寒，腹痛肠鸣，肢体酸痛，食欲不振。

【推拿手法】 在基本推拿手法基础上加按以下穴位。

1. 补脾经： 用拇指指腹旋推孩子拇指罗纹面 200 次。

2. 补大肠经： 大肠经在食指桡侧缘末节，用拇指指腹由指尖推至虎口，推 100 次。

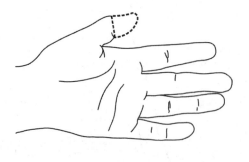

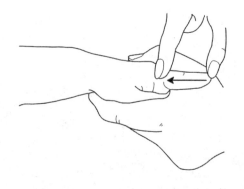

3. 补肾经：用拇指指腹旋推孩子小指
末节罗纹面 200 次。

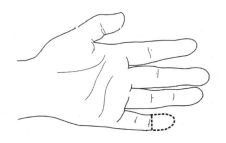

4. 揉脐：用拇指指腹顺时针方向揉肚
脐 200 次。

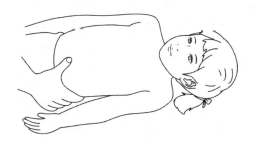

5. 摩腹：用食指、中指和无名指指腹
顺时针方向摩动腹部 100~200 次。

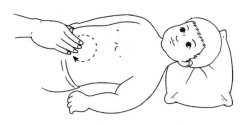

6. 揉肾俞：肾俞在背部第 2 腰椎棘突
下，旁开 1.5 寸，用双手拇指或食指
和中指指端揉 50~100 次。

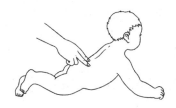

7. 按揉命门：命门在背部第 2 腰椎棘突下凹陷中，后正中线上。用拇指指腹按在
穴位上，顺时针方向按揉 50~100 次。

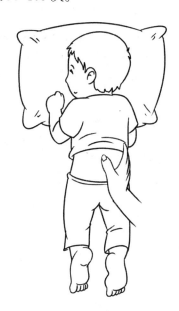

◆ 湿热型

【体质特征】腹部疼痛，大便次数增多，便脓血，发热，口渴但不想喝水，小便少且发黄，不想吃东西。

【推拿手法】在基本推拿手法基础上加按以下穴位。

1. **清大肠经**：用拇指指腹由虎口推至食指指尖，推 300 次。

2. **推六腑**：六腑在前臂尺侧小指一面，用食指和中指指腹从肘横纹推至腕横纹，推 100~200 次。

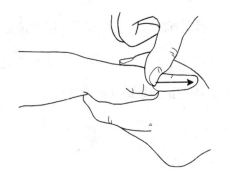

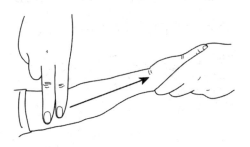

3. **清小肠经**：用拇指指腹沿小指外侧缘自指根向指尖直线推动 200 次。

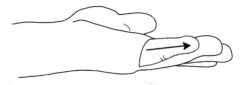

4. **推上七节骨**：七节骨在背部第 4 腰椎至尾椎骨端（长强穴）成一直线，用拇指指腹自下向上推 300 次。

5. **清天河水**：痢疾并发高热者加推。天河水在前臂内侧正中，用食指和中指指面从腕横纹中点推至肘横纹，推 100~500 次。

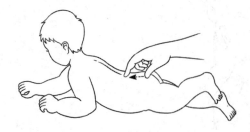

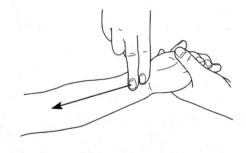

◆ **噤口型**

【**体质特征**】吃不下东西，一旦吃东西就会感到恶心并伴有呕吐，同时大便次数增多，但量少，腹痛隐隐，舌淡苔腻。

【**推拿手法**】在基本推拿手法基础上加按以下穴位。

1. 清心经：用拇指指腹从孩子中指指根推向指根尖，推 200 次。

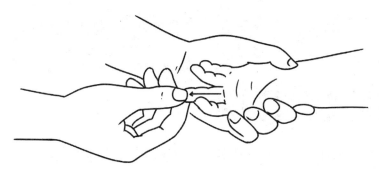

2. 清肝经：用拇指指腹从孩子食指指根直推至指尖，推 200 次。

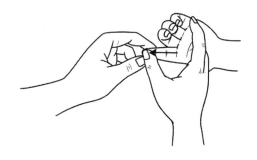

3. 运内八卦：内八卦在掌中，以掌心为圆心，从圆心至中指指根横纹约 2/3 处为半径所做圆周。用拇指指端自乾宫起至兑宫止，旋转摩擦 200 次。

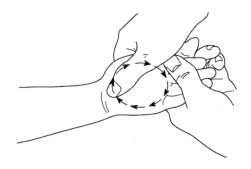

便秘

便秘是指大便干燥坚硬、排便次数减少、间隔时间延长或大便排出困难的一种病症。中医认为婴幼儿便秘的发生，多由于气滞不行、气虚传导无力；或病后体虚，津液耗伤，肠道干涩等原因导致大肠传导功能失常，粪便在肠内停留太久，水分被吸收，从而粪质过于干燥、坚硬。治疗原则以健脾行气、清泄里热、导滞通便为主。

小儿便秘的基本推拿手法

1. 清大肠经： 用拇指指腹由虎口推至食指指尖，推 300 次。

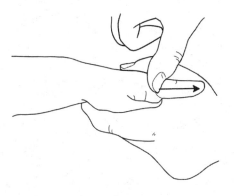

2. 揉中脘： 中脘在上腹部，前正中线上，脐上 4 寸，用掌根按揉 100~300 次。

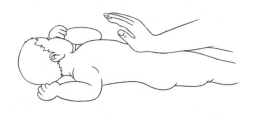

3. 揉天枢： 天枢在脐中旁开 2 寸，用食指和中指指端揉 100~200 次。

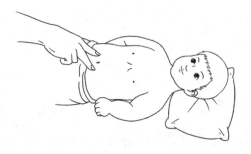

4. 摩腹： 用食指、中指和无名指指腹顺时针方向摩动腹部 100~200 次。

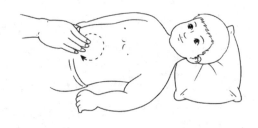

5. 推上七节骨：七节骨在第 4 腰椎至尾椎骨端（长强穴）成一直线，用拇指指腹自下向上推，推 200 次。

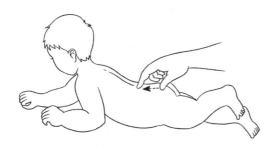

不同类型便秘的推拿手法

◆ 虚秘型

【体质特征】气血虚，排便无力，伴有神疲乏力，面色苍白，唇色黯淡等。

【推拿手法】在基本推拿手法基础上加按以下穴位。

1. 补脾经：用拇指指腹旋推孩子拇指罗纹面 200 次。

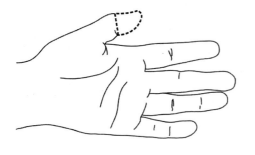

2. 补肾经：用拇指指腹旋推孩子小指末节罗纹面 200 次。

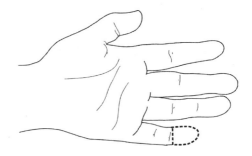

3. 捏脊：双手食指半屈，用食指中节靠拇指的侧面，抵在孩子的尾骨处，拇指与食指相对用力，沿脊柱两侧自龟尾向上边推边捏边放，一直推到大椎穴。每捏 3 下将背部皮肤提 1 下，捏 3~5 遍。

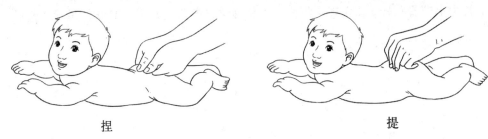

捏   提

◆ 实秘型

【体质特征】大便干燥，口干口臭，面红身热，小便黄少，舌红苔黄。

【推拿手法】在基本推拿手法基础上加按以下穴位。

1.**推六腑**：六腑在前臂尺侧小指一面，用食指和中指指腹从肘横纹推至腕横纹，推 100~200 次。

2.**推三关**：三关在前臂桡侧拇指一面，用食指、中指指面自腕横纹推至肘横纹，推 300~500 次。

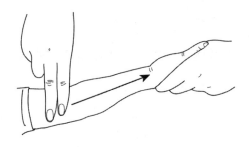

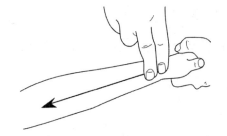

遗尿

小儿 5 岁以上如仍在睡眠过程中不自主排尿，称为遗尿。中医认为，遗尿主要与肾和膀胱的气化功能失调有关，也与脾、肺的宣散传输和肝的疏泄失常有关。小儿先天不足或体质较差，肾气不足或脾肺气虚、肝经湿热，都会造成膀胱失约而遗尿。治疗原则以补益肾气、提升阳气为主。

小儿遗尿的基本推拿手法

1. 按揉百会：百会在头顶正中线与两耳尖连线的交会处，后发际正中直上 7 寸。用拇指指腹按揉 1 分钟。

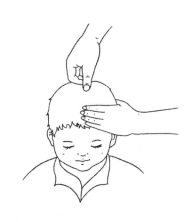

2. 按揉气海、关元：气海在下腹部，前正中线上，脐下 1.5 寸。用拇指端揉按 100~200 次。关元在下腹部，前正中线上，脐下 3 寸。用拇指指端揉按 100~200 次。

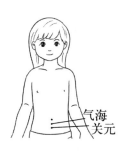

气海
关元

3. 推上七节骨：七节骨在背部第 4 腰椎至尾椎骨端（长强穴）成一直线，用拇指指腹自下向上推，推 300 次。

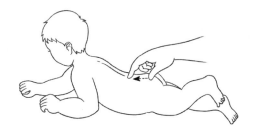

不同类型遗尿的推拿手法

◆ 肝脏湿热型

【体质特征】尿色黄、尿频而短涩，面色红赤，性情急躁等。

【推拿手法】在基本推拿手法基础上加按以下穴位。

1. 清肝经：从孩子食指指根直推至指尖，推 200 次。

2. 清小肠经：用拇指指腹沿小指外侧缘自指根向指尖直线推动 200 次。

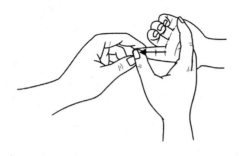

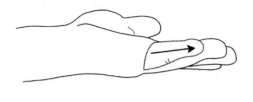

3. 清天河水：天河水在前臂内侧正中，用食指和中指指面从腕横纹中点推至肘横纹，推 100~500 次。

4. 揉心俞、肝俞：心俞在背部第 5 胸椎棘突下，旁开 1.5 寸，用双手拇指指端揉 50~100 次。肝俞在第 9 胸椎棘突下，旁开 1.5 寸，用双手拇指指端揉 50~100 次。

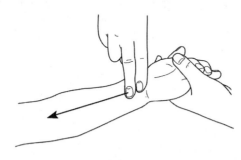

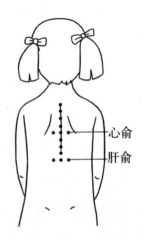

心俞

肝俞

◆ **肾虚型**

【**体质特征**】尿床，表情呆板，反应迟钝，肢体怕寒，腰腿软弱无力，小便色清量多。

【**推拿手法**】在基本推拿手法基础上加按以下穴位。

1. **补肾经**：用拇指指腹旋推孩子小指末节罗纹面 200 次。

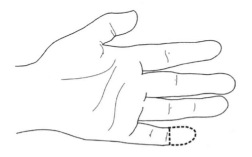

2. **揉肾俞**：肾俞在背部第 2 腰椎棘突下，旁开 1.5 寸，用双手拇指或食指和中指指端揉 50~100 次。

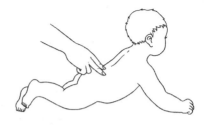

3. **按揉命门**：命门在背部第 2 腰椎棘突下凹陷中，后正中线上。用拇指指腹按在穴位上，顺时针方向按揉 50~100 次。

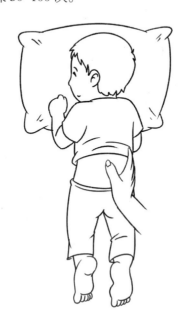

◆ 脾肺气虚型

【体质特征】精神疲倦，形体消瘦，大便清稀，食欲不振。

【推拿手法】在基本推拿手法基础上加按以下穴位。

1. **补脾经**：用拇指指腹旋推孩子拇指罗纹面 200 次。

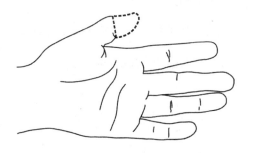

2. **清肺经**：用拇指指腹从孩子无名指指根推向指尖，推 200 次。

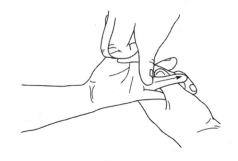

3. **推三关**：三关在前臂桡侧拇指一面，用食指、中指指面自腕横纹推至肘横纹，推 300~500 次。

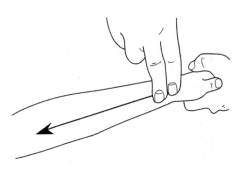

4. **揉脾俞**：脾俞在背部第 11 胸椎棘突下，旁开 1.5 寸，用双手拇指指端揉 50~100 次。

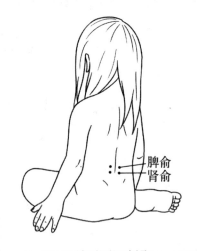

脾俞
肾俞

5. **揉肾俞**：肾俞在背部第 2 腰椎棘突下，旁开 1.5 寸，用双手拇指指端揉 50~100 次。

厌食

在医学上，长期食欲不振，甚至拒食称厌食。孩子除食欲不振外，其他状况尚好，如果长期厌食，出现消瘦，就属于疳证的范畴了。

中医认为，小儿厌食是由于喂养不当或病后失调引起脾胃纳运功能失调所导致的。按摩治疗以健脾和胃为主。

小儿厌食的基本推拿手法

1. 补脾经： 用拇指指腹旋推孩子拇指罗纹面 200 次。

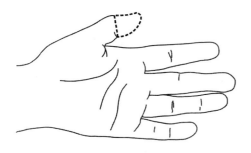

2. 揉板门： 用拇指指面揉孩子手掌大鱼际 100~300 次。

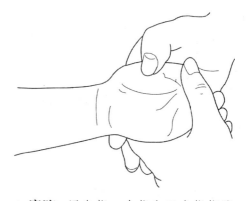

3. 揉中脘： 中脘在上腹部，前正中线上，脐上 4 寸，用掌根按揉 100~300 次。

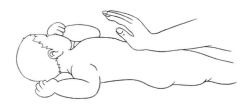

4. 摩腹： 用食指、中指和无名指指腹顺时针方向摩动腹部 100~200 次。

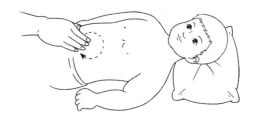

5. 揉脾俞：脾俞在背部第11胸椎棘突下，旁开1.5寸，用双手拇指指端揉50~100次。

6. 揉胃俞：胃俞在背部第12胸椎棘突下，旁开1.5寸，用双手拇指指端揉50~100次。

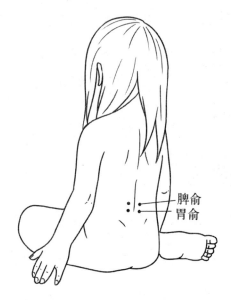

脾俞
胃俞

7. 捏脊：双手食指半屈，用食指中节靠拇指的侧面，抵在孩子的尾骨处，拇指与食指相对用力，沿脊柱两侧自龟尾向上边推边捏边放，一直推到大椎穴。每捏3下将背部皮肤提1下，捏3~5遍。

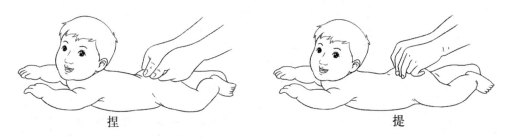

捏　　　　　　　　　　　　　　　　提

不同类型厌食的推拿手法

◆ 饮食不节型

【体质特征】吃东西没有规律，喜欢吃过多肥厚油腻、难于消化的食物，肠胃积滞、便秘。

【推拿手法】在基本推拿手法基础上加按以下穴位。

1. 清大肠经：用拇指指腹由虎口推至食指指尖，推 300 次。

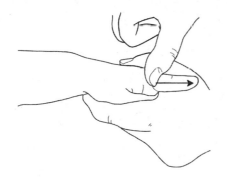

2. 推六腑：六腑在前臂尺侧小指一面，用食指和中指指腹从肘横纹推至腕横纹。推 100~200 次。

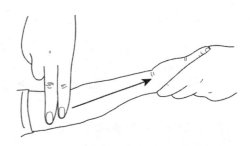

3. 摩腹：用食指、中指和无名指指腹顺时针方向摩动腹部 100~200 次。

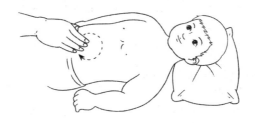

◆ **脾虚型**

【**体质特征**】脾胃虚弱，贪吃过多寒凉食物，影响消化，严重的会发热和呕吐。

【**推拿手法**】在基本推拿手法基础上加按以下穴位。

1. 运内八卦：内八卦在掌中，以掌心为圆心，从圆心至中指指根横纹约 2/3 处为半径所做圆周。用拇指指端自乾宫起至兑宫止，旋转摩擦 200 次。

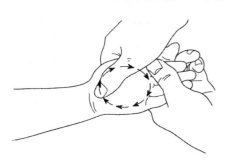

2. 按揉足三里：足三里在外膝眼下 3 寸，胫骨旁开 1 寸。用拇指指腹揉 50~100 次。

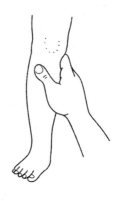

腹胀

腹胀是由于胃肠道内存在过量的气体，以腹部胀大、皮色苍黄，甚至脉络暴露、腹皮绷急如鼓为特征。其主要病因是脾胃损伤，气滞而致脘腹胀满；或情志不舒畅，肝气郁结，气机失调；或湿热蕴结，使脾胃升降功能失调。此外，由于孩子多食冷饮或衣被少薄，感受风寒也易引起腹胀。按摩治疗以宽胸利膈、行滞消食为主。

小儿腹胀的基本推拿手法

1. **运内八卦**：内八卦在掌中，以掌心为圆心，从圆心至中指指根横纹约 2/3 处为半径所做圆周。用拇指指端自乾宫起至兑宫止，旋转摩擦 200 次。

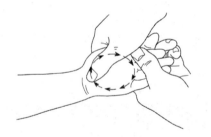

2. **揉板门**：用拇指指腹揉板门 300 次。

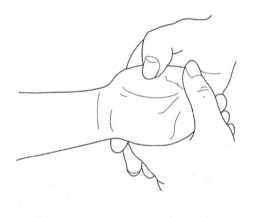

3. **推擦胁肋**：用手掌从孩子两侧腋下搓摩至天枢穴 50~100 次。

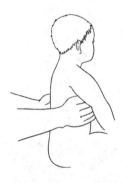

4. **揉中脘**：中脘在上腹部，前正中线上，脐上 4 寸，用掌根按揉 100~300 次。

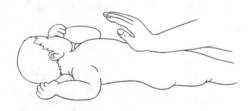

不同类型腹胀的推拿手法

◆ 痰阻型

【体质特征】咳嗽痰多，身体乏力，痰黏稠等。

【推拿手法】在基本推拿手法基础上加按以下穴位。

1. **推六腑**：六腑在前臂尺侧小指一面，用食指和中指指腹从肘横纹推至腕横纹。推 100~200 次。

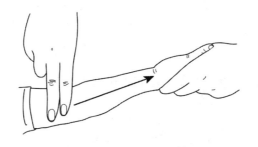

2. **揉脾俞**：脾俞在背部第 11 胸椎棘突下，旁开 1.5 寸，用双手拇指指端揉 50~100 次。

3. **按揉丰隆**：丰隆在外踝尖上 8 寸，胫骨外侧 1.5 寸，胫腓骨之间。用拇指指端揉 20~40 次。

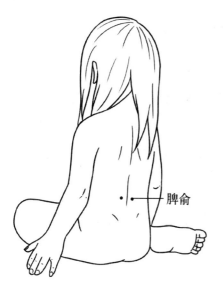

脾俞

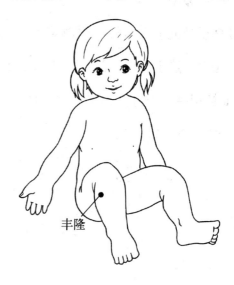

丰隆

◆ 食积型

【**体质特征**】呕吐，大便不通，腹痛，舌苔厚腻。

【**推拿手法**】在基本推拿手法基础上加按以下穴位。

1. **揉板门**：用拇指指腹揉板门 300 次。

2. **清大肠经**：用拇指指腹由虎口推至食指指尖，推 200 次。

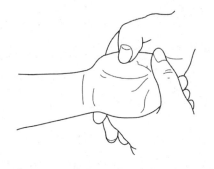

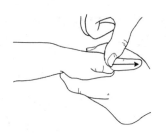

3. **揉天枢**：天枢在脐中旁开 2 寸，用食指和中指指端揉 100~200 次。

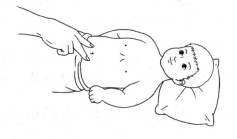

◆ 脾虚型

【**体质特征**】手脚冰凉，怕冷喜暖，食欲不振。

【**推拿手法**】在基本推拿手法基础上加按以下穴位。

1. **补脾经**：用拇指指腹旋推孩子拇指罗纹面 200 次。

2. **补大肠经**：用拇指指腹由指尖推至虎口，推 100 次。

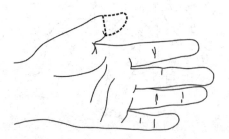

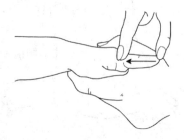

3. **揉板门：**用拇指指腹揉板门 300 次。

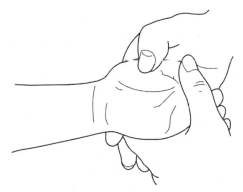

4. **揉脾俞：**脾俞在背部第 11 胸椎棘突下，后正中

线旁开 1.5 寸，用双手拇指指端揉 50~100 次。

5. **揉胃俞：**胃俞在背部第 12 胸椎棘突下，后正中

线旁开 1.5 寸，用双手拇指指端揉 50~100 次。

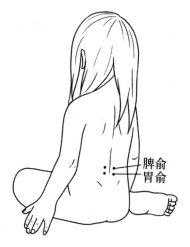

6. **捏脊：**双手食指半屈，用食指中节靠拇指的侧面，抵在孩子的尾骨处，拇指与

食指相对用力，沿脊柱两侧自龟尾向上边推边捏边放，一直推到大椎穴。每捏 3

下将背部皮肤提 1 下，捏 3~5 遍。

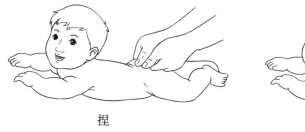

捏

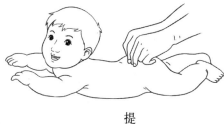

提

肥胖

肥胖症最常见于婴儿期、学龄前期以及青春期。通常情况下，得了肥胖症的孩子食欲非常好，喜欢吃一些油腻的食物，不喜欢吃蔬菜等清淡食物。再加上不爱活动、劳逸不当从而导致脾胃虚弱，脂肪长期积于体内不宜消解，致使肥胖久久不能消减。父母需要经常给孩子做做有利于疏通其"排泄管道"的按摩来帮助他减肥。

小儿肥胖的基本推拿手法

1. 揉中脘：中脘在上腹部，前正中线上，脐上4寸，用掌根按揉100~300次。

2. 揉天枢：天枢在脐中旁开2寸，用食指和中指指端揉100~200次。

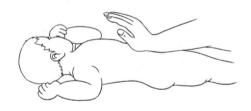

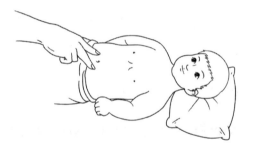

3. 拿肚角：用双手大拇指、食指、中指稍用力，同时提拿肚脐两侧部位的肌肉组织，拿起时可加捻压动作，放下时动作应缓慢，反复操作10~20次。

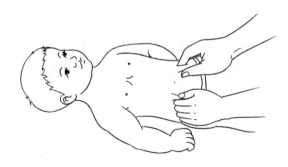

4. 揉脾俞：脾俞在背部第11胸椎棘突下，旁开1.5寸，用双手拇指指端揉50~100次。

5. **揉胃俞：**胃俞在背部第 12 胸椎棘突下，旁开 1.5 寸，用双手拇指指端揉 50~100 次。

6. **按揉足三里：**足三里在外膝眼下 3 寸，胫骨旁开 1 寸。用拇指指腹揉 50~100 次。

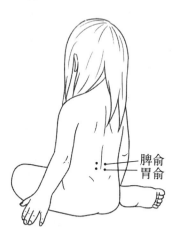

脾俞
胃俞

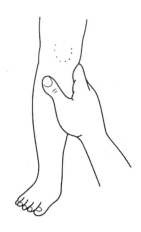

7. **按揉丰隆：**丰隆在外踝尖上 8 寸，胫骨外侧 1.5 寸，胫腓骨之间。用拇指指端揉 20~40 次。

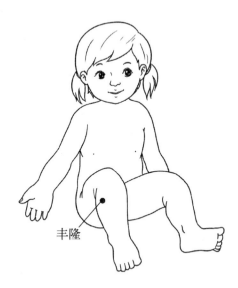

丰隆

不同类型肥胖的推拿手法

◆ 便秘型

【体质特征】便秘是此类型肥胖孩子的最大体质特征。

【推拿手法】在基本推拿手法基础上加按以下穴位。

1. 推搓胁肋：用手掌从孩子两侧腋下搓摩至天枢穴 30~50 下。

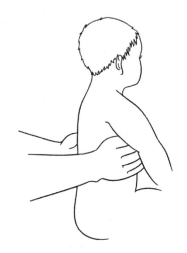

2. 推下七节骨：七节骨在第 4 腰椎至尾椎骨端（长强穴）成一直线，用拇指指腹自上向下推，300 次。

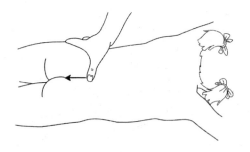

3. 揉龟尾：龟尾在尾骨端下 0.5 寸，当尾骨端与肛门连线的中点处。用拇指或食指指端揉 100 次。

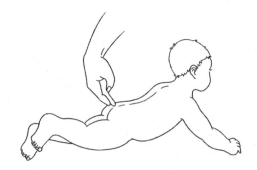

◆ 气虚型

【**体质特征**】此类型肥胖的孩子很容易感到身体乏力并气短。

【**推拿手法**】在基本推拿手法基础上加按以下穴位。

1. **补脾经**：用拇指指腹旋推孩子拇指罗纹面
200次。

2. **补肺经**：用拇指指腹旋推孩子无名指末
节罗纹面200次。

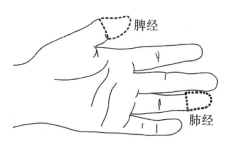

3. **揉膻中**：膻中在胸部，前正中线上，两乳头连线的中点，用中指指端按揉100次。

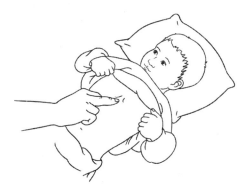

4. **捏脊**：双手食指半屈，用食指中节靠拇指的侧面，抵在孩子的尾骨处，拇指与
食指相对用力，沿脊柱两侧自龟尾向上边推边捏边放，一直推到大椎穴。每捏3
下将背部皮肤提1下，捏3~5遍。

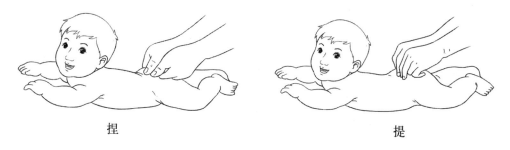

捏　　　　　　　　　　　　　提

腹痛

孩子腹痛是比较常见的病症之一，但引起腹痛的原因却比较复杂。饮食不规律、不卫生，着凉，虫积，甚至心情不佳都会引起孩子腹痛。另外，如果孩子天生属于阳虚体质，也会经常感到腹痛。所以父母一定要辨别清楚孩子腹痛的原因再进行适当的治疗。

小儿腹痛的基本推拿手法

1. **按揉内关**：内关穴在腕横纹正中直上2横指，两筋之间。一手握住孩子的手掌，用另一只手拇指指端揉50~100次。

2. **揉中脘**：中脘在上腹部，前正中线上，脐上4寸，用掌根按揉100~300次。

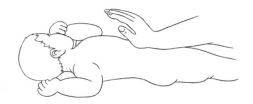

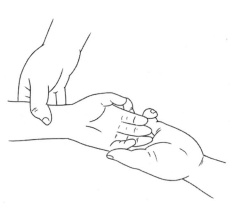

3. **摩腹**：用食指、中指和无名指指腹顺时针方向摩动腹部100~200次。

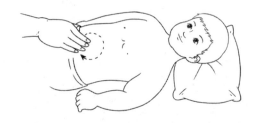

不同类型腹痛的推拿手法

◆ **虚寒型**

【**体质特征**】腹痛隐隐不止，腹部怕冷喜暖，手脚冰凉，形体消瘦。

【**推拿手法**】在基本推拿手法基础上加按以下穴位。

1. **补脾经**：用拇指指腹旋推孩子拇指罗纹面 200 次。

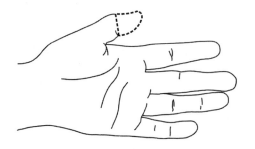

2. **揉板门**：用拇指指腹揉板门 300 次。

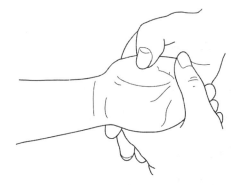

3. **按揉关元**：关元在下腹部，前正中线上，脐下 3 寸。用拇指指端揉按 100~200 次。

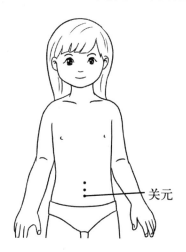

关元

◆ **实寒型**

【**体质特征**】腹痛剧烈，面色苍白，手脚冰凉，大便稀薄，小便清澈。

【**推拿手法**】在基本推拿手法基础上加按以下穴位。

1.推三关： 三关在前臂桡侧拇指一面，用食指、中指指面自腕横纹推至肘横纹，推 300~500 次。

2.揉外劳宫： 外劳宫在掌背正中两骨中间凹处，与内劳宫穴相对，以拇指指腹揉 1 分钟。

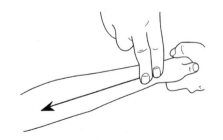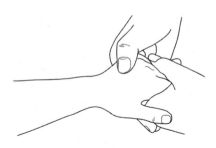

◆ **虫积型**

【体质特征】有病症孩子的肚脐周围感到疼痛，食欲不差但是身体消瘦，睡觉时磨牙。大便化验可见蛔虫卵。

【推拿手法】除了给孩子吃驱虫药和基本推拿手法外加按以下穴位。

1.清脾经： 用拇指指腹从孩子拇指指根推向指尖，推 200 次。

2.补脾经： 用拇指指腹旋推孩子拇指罗纹面 200 次。

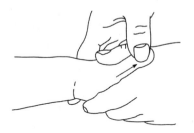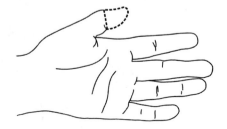

3.清大肠经： 用拇指指腹由虎口推至食指指尖，推 200 次。

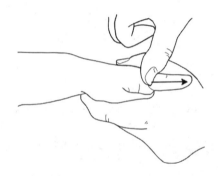

◆ 饮食不洁型

【体质特征】不想吃东西，反酸，大便后肚子疼痛感会减轻。

【推拿手法】在基本推拿手法基础上加按以下穴位。

1.**清大肠经**：用拇指指腹由虎口推至食指指尖，推 200 次。

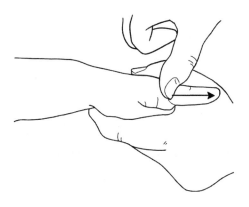

2.**揉板门**：用拇指指腹揉板门300次。

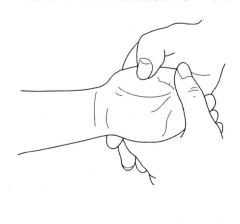

3.**推六腑**：六腑在前臂尺侧小指一面，用食指和中指指腹从肘横纹推至腕横纹，推 100~200 次。

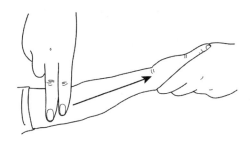

4.**揉天枢**：天枢在脐中旁开 2 寸，用食指和中指指端揉 100~200 次。

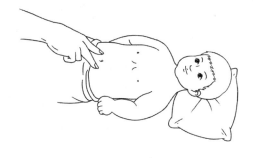

呕吐

呕吐在婴幼儿时期较为常见，可见于多种病症。如急性胃炎、贲门痉挛、幽门痉挛、梗阻等。中医学认为凡外感邪气（如受凉）、内伤乳食、突然受到惊吓及其他脏腑疾病影响到胃的正常功能，导致胃失和降、胃气上逆，都会引起呕吐。按摩治疗以宽胸利膈、行滞消食为主。

小儿呕吐的基本推拿手法

1.**按揉内关**：内关穴在腕横纹正中直上2横指，两筋之间。一手握住孩子的手掌，用另一只手拇指指端揉50~100次。

2.**揉膻中**：膻中在胸部，前正中线上，两乳头连线的中点，用中指指端按揉100次。

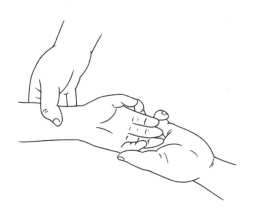

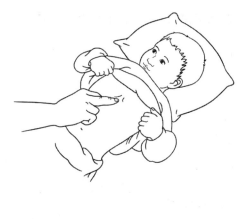

3.**摩腹**：用食指、中指和无名指指腹顺时针方向摩动腹部100~200次。

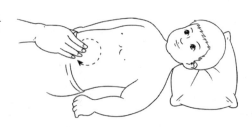

不同类型呕吐的推拿手法

◆ 虚寒型

【体质特征】呕吐物为清稀的黏液、无臭味，患儿面色苍白，精神不振，手脚冰凉，小便色清。

【推拿手法】在基本推拿手法基础上加按以下穴位。

1. **补脾经**：用拇指指腹旋推孩子拇指罗纹面 200 次。

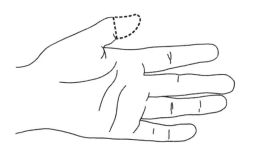

2. **揉板门**：用拇指指腹揉板门 300 次。

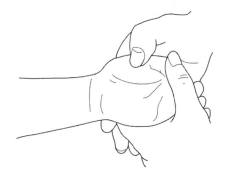

3. **揉外劳宫**：外劳宫在掌背正中两骨中间凹处，与内劳宫穴相对，以拇指指腹揉 1 分钟。

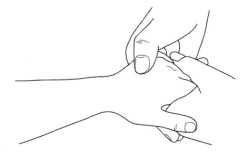

4. **推三关**：三关在前臂桡侧拇指一面，用食指、中指指面自腕横纹推至肘横纹，推 300~500 次。

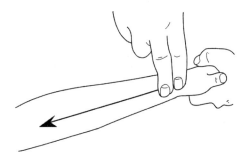

5. 按揉关元: 关元在下腹部, 前正中线上, 脐下 3 寸。用拇指指端揉按 100~200 次。

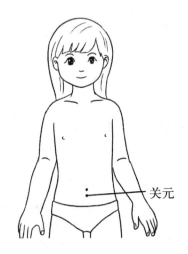

关元

6. 横擦背部、腰骶部: 用掌横擦孩子肩背及腰骶部, 以发热为度。

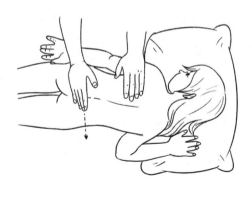

◆ **实热型**

【**体质特征**】呕吐物为黄水, 气味酸臭。患儿烦躁不安、身热口渴, 便秘或大便稀薄, 小便色黄量少。

【**推拿手法**】在基本推拿手法基础上加按以下穴位。

1. 清脾经: 用拇指指腹从孩子拇指指根推向指尖, 推 200 次。

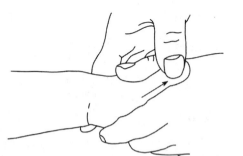

2. 清大肠经: 用拇指指腹由虎口推至食指指尖, 推 300 次。

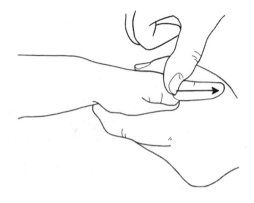

3. 推六腑： 六腑在前臂尺侧小指一面，用食指和中指指腹从肘横纹推至腕横纹，推 300 次。

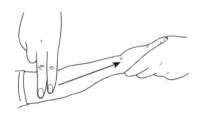

4. 揉天枢： 天枢在脐中旁开 2 寸，用食指和中指指端揉 100~200 次。

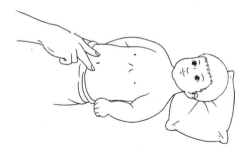

5. 推下七节骨： 七节骨在第 4 腰椎至尾椎骨端（长强穴）成一直线，用拇指指腹自上向下推，推 100 次。

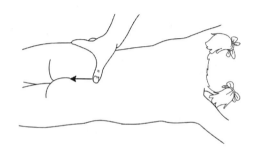

◆ **食滞型**

【**体质特征**】口臭，呕吐物为未消化的食物残渣，大便量多，腹部胀满，舌苔厚腻等。

【**推拿手法**】在基本推拿手法基础上加按以下穴位。

1. 清脾经： 用拇指指腹从孩子拇指指根推向指尖，推 200 次。

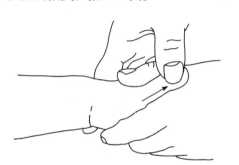

2. 揉板门： 用拇指指腹揉板门 300 次。

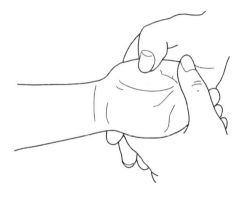

3. 清大肠经：用拇指指腹由虎口推至食指指尖，200 次。

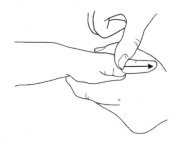

4. 揉中脘：中脘在上腹部，前正中线上，脐上4寸，用掌根按揉100~300次。

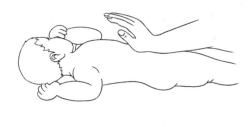

◆ **感冒型**

【**体质特征**】伴有感冒症状，比如，咳嗽流涕、发热等。

【**推拿手法**】在基本推拿手法基础上加按以下穴位。

1. 揉太阳：眉梢与目外眦之间，向后约1寸凹陷处。用双手拇指指端揉30~50次。

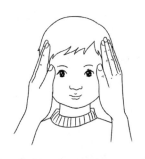

2. 清肺经：用拇指指腹从孩子无名指指根推向指尖，推200次。

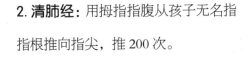

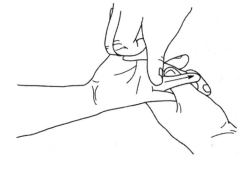

3. 揉曲池：曲池在肘窝桡侧横纹头至肱骨外上髁中点。用拇指指端揉50~100次。

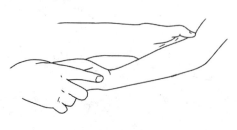

4. 揉合谷：合谷在虎口上，第1、第2掌骨间凹陷处，以拇指指端揉200次。

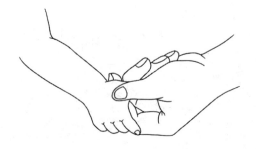

◆ 虚火型

【体质特征】手足心热，大便干、小便黄，两颧骨发红，舌苔发干。

【推拿手法】在基本推拿手法基础上加按以下穴位。

1. **清肝经**：用拇指指腹从孩子食指指根直推至指尖，推 200 次。

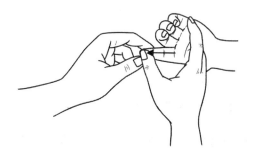

2. **补肾经**：用拇指指腹旋推孩子小指末节罗纹面，推 200 次。

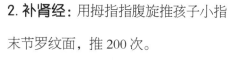

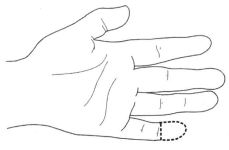

3. **清天河水**：天河水在前臂内侧正中，用食指和中指指面从腕横纹中点推至肘横纹，推 100~500 次。

4. **揉涌泉**：涌泉在脚掌前 1/3 与中 1/3 交界处的凹陷中，用拇指指腹顺时针方向揉，揉 200 次。

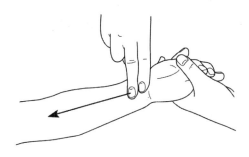

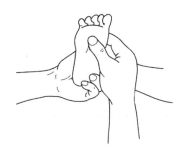

◆ 饮食不洁型

【体质特征】由于孩子吃了不干净的食物或者吃得太多而引起的呕吐。

【推拿手法】在基本推拿手法基础上加按以下穴位。

1. 清胃经：用拇指指腹自孩子掌根推至拇指根部，推 100~300 次。

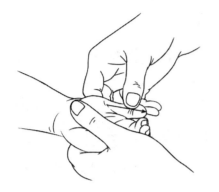

2. 清大肠经：用拇指指腹由虎口推至食指指尖，推 100 次。

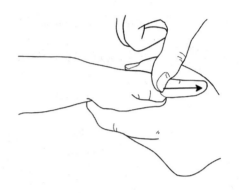

3. 揉板门：用拇指指腹揉板门 300 次。

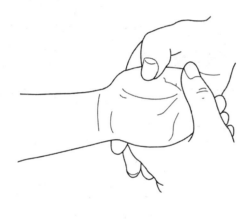

4. 运内八卦：内八卦在掌中，以掌心为圆心，从圆心至中指指根横纹约 2/3 处为半径所做圆周。用拇指指端自乾宫起至兑宫止，旋转摩擦 200 次。

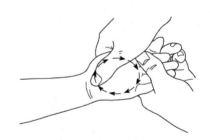

5. 推下七节骨：七节骨在第 4 腰椎至尾椎骨端（长强穴）成一直线，用拇指指腹自上向下推，推 100 次。

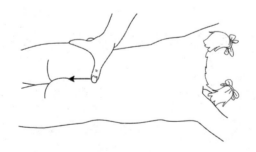

呃逆

呃逆，俗称打嗝，婴幼儿食用过冷或过热的食物，或在进食过程中过度紧张兴奋、突然受凉、吸入冷空气都会发生呃逆现象，这种呃逆无迁延性，可自愈，不用特殊治疗。如果孩子平时只是偶尔打嗝，而且大多比较轻微的话，父母不需要过于在意，如果孩子持续不断打嗝或者反复发作，则需要多加注意，这很可能是孩子患有其他病症的征兆。

小儿呃逆的基本推拿手法

1. **按揉内关**：内关穴在腕横纹正中直上 2 横指，两筋之间。一只手握住孩子的手掌，用另一只手拇指指端揉 50~100 次。

2. **揉膻中**：膻中在胸部，前正中线上，两乳头连线的中点，用中指指端按揉 100 次。

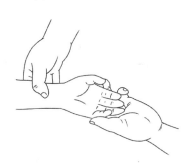

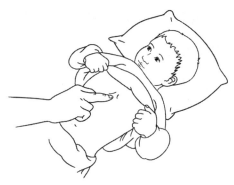

3. **揉中脘**：中脘在上腹部，前正中线上，脐上 4 寸，用掌根按揉 100~300 次。

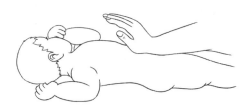

不同类型呃逆的推拿手法

◆ 胃热型

【体质特征】口臭烦渴，大便秘结、小便短赤，舌红苔黄，打嗝声洪亮。

【推拿手法】在基本推拿手法基础上加按以下穴位。

1. **清胃经：**用拇指指腹自孩子掌根推至拇指根部，推 100~300 次。

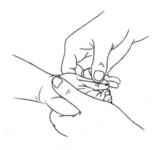

2. **推六腑：**六腑在前臂尺侧小指一面，用食指和中指指腹从肘横纹推至腕横纹。推 100~200 次。

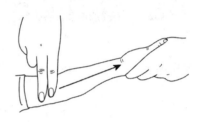

◆ 胃寒型

【体质特征】喝冷饮则加重打嗝，喝热饮减轻打嗝。

【推拿手法】在基本推拿手法基础上加按以下穴位。

1. **推三关：**三关在前臂桡侧拇指一面，用食指、中指指面自腕横纹推至肘横纹，推 300~500 次。

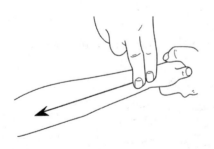

2. **按揉气海：**气海在下腹部，前正中线上，脐下 1.5 寸。用拇指指端揉按 100~200 次。

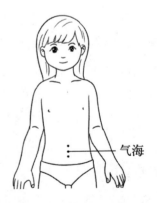

气海

◆ 食滞型

【体质特征】打嗝并伴有厌食，腹部胀满，舌苔厚腻。

【推拿手法】在基本推拿手法基础上加按以下穴位。

1. **清脾经**：用拇指指腹从孩子拇指指根推向指尖，推 200 次。

2. **补脾经**：用拇指指腹旋推孩子拇指罗纹面 200 次。

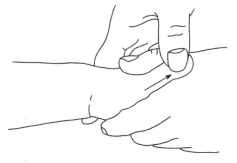

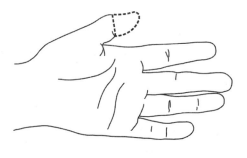

3. **清大肠经**：用拇指指腹由虎口推至食指指尖，推 200 次。

4. **揉板门**：用拇指指腹揉板门 300 次。

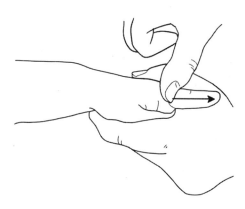

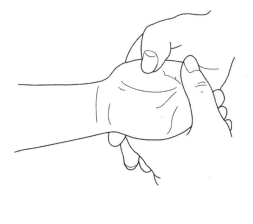

◆ 气郁型

【体质特征】心情不愉快就容易打嗝，心情好就有所缓解。

【推拿手法】在基本推拿手法基础上加按以下穴位。

1. 按揉内关：内关穴在腕横纹正中直上2横指，两筋之间。一只手握住孩子的手掌，用另一只手拇指指端揉50~100次。

2. 揉膻中：膻中在胸部，前正中线上，两乳头连线的中点，用中指指端按揉100次。

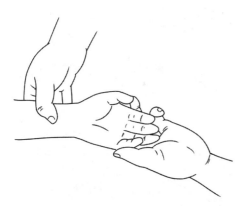

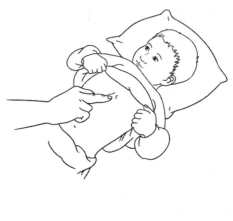

3. 分推腹阴阳：将双手拇指放在腹部，向腰侧分推50~100次，然后将手掌放在腹部，在皮肤表面做顺时针回旋性的摩动100~200次。

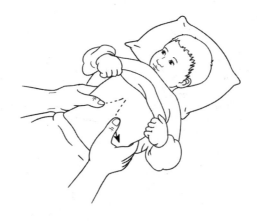

湿疹

婴儿湿疹又叫奶癣，是婴儿期常见的皮肤病，经常反复发作，但常在2岁以内自愈。中医认为，湿疹为内蕴湿热、外感热邪，发于肌肤所致。按摩治疗以清热排毒为主。

小儿湿疹的基本推拿手法

1. 清肺经：用拇指指腹从孩子无名指指根推向指尖，推200次。

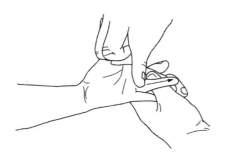

2. 清大肠经：用拇指指腹由虎口推至食指指尖，推300次。

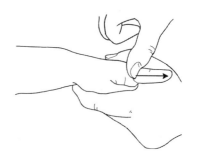

3. 揉曲池：曲池在肘窝桡侧横纹头至肱骨外上髁中点。用拇指指端揉50~100次。

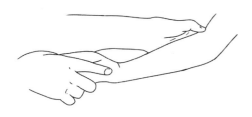

4. 按揉足三里：足三里在外膝眼下3寸，胫骨旁开1寸。用拇指指腹揉50~100次。

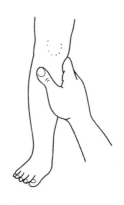

不同类型湿疹的推拿手法

◆ **胃胀型**

【**体质特征**】肚腹胀痛，厌食，大便酸臭等。

【**推拿手法**】在基本推拿手法基础上加按以下穴位。

1. **揉板门**：用拇指指腹揉板门300次。

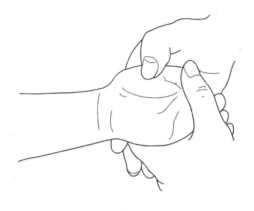

2. **运内八卦**：内八卦在掌中，以掌心为圆心，从圆心至中指指根横纹约2/3处为半径所做圆周。用拇指指端自乾宫起至兑宫止，旋转摩擦200次。

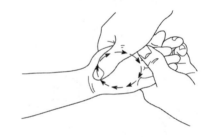

3. **揉中脘**：中脘在上腹部，前正中线上，脐上4寸，用掌根按揉100~300次。

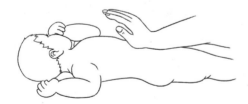

4. **推下七节骨**：七节骨在第4腰椎至尾椎骨端（长强穴）成一直线，用拇指指腹自上向下推，推200次。

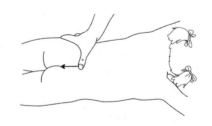

◆ **便秘型**

【**体质特征**】大便不畅，小便发黄，精神倦怠，舌红苔黄等。

【**推拿手法**】在基本推拿手法基础上加按以下穴位。

1. 清小肠经： 用拇指指腹沿小指外侧缘自指根向指尖直线推动 200 次。

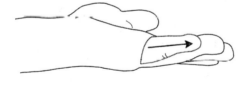

2. 推六腑： 六腑在前臂尺侧小指一面，用食指和中指指腹从肘横纹推至腕横纹，推 500 次。

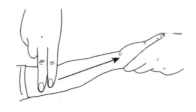

3. 按揉阴陵泉： 阴陵泉在小腿内侧，当胫骨内侧髁后下方凹陷处。用拇指指端按揉 50~100 次。

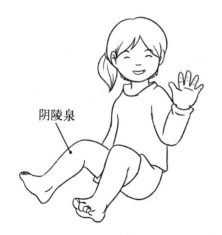

阴陵泉

4. 按揉三阴交： 三阴交在内踝尖直上 3 寸，胫骨后缘凹陷中。用拇指指端按 3~5 次，揉 20~30 次。

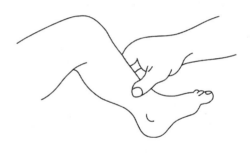

夜啼

夜啼是指婴儿在夜间哭闹不安，或每夜定时啼哭，甚至通宵啼哭，但白天正常的一种病症。本病一般随着年龄增长自然缓解，预后良好，但如果长期夜啼，也会影响小儿正常生长发育。中医认为，本病主要是由于脾寒、心热、惊恐所致。按摩治疗以补脾清肝为主，兼顾清心火、安心神。

小儿夜啼的基本推拿手法

1. 补脾经：用拇指指腹旋推孩子拇指罗纹面 200 次。

2. 清心经：用拇指指腹从孩子中指指根推向指尖，推 200 次。

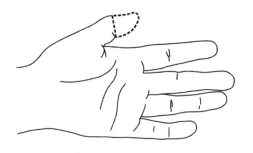

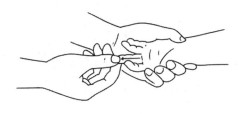

3. 清肝经：肝经在食指末节罗纹面，一只手托住孩子手，使掌心朝上，用另一只手拇指指腹从孩子食指指根直推至指尖，推 200 次。

4. 摩腹：用食指、中指和无名指指腹顺时针方向摩动腹部 100~200 次。

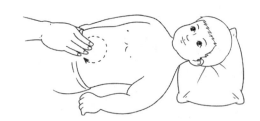

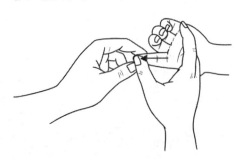

不同类型夜啼的推拿手法

◆ 心火旺型

【**体质特征**】哭声响亮，烦躁不安，面红耳赤，怕见灯光，大便干燥，小便发黄。

【**推拿手法**】在基本推拿手法基础上加按以下穴位。

1. 清小肠经：用拇指指腹沿小指外侧缘自指根向指尖直线推动 200 次。

2. 清天河水：天河水在前臂内侧正中，用食指和中指指面从腕横纹中点推至肘横纹，推 100~500 次。

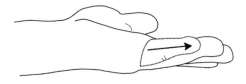

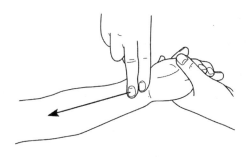

3. 推六腑：六腑在前臂尺侧小指一面，用食指和中指指腹从肘横纹推至腕横纹。推 300 次。

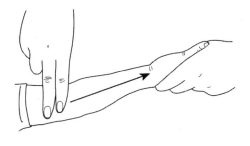

◆ 惊恐型

【**体质特征**】哭声比较惨，心神不安，面色发青，时睡时醒。

【**推拿手法**】在基本推拿手法基础上加按以下穴位。

1. **按揉百会**：百会在头顶正中线与两耳尖连线的交会处，后发际正中直上7寸。用拇指指腹按揉1分钟。

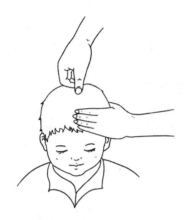

2. **清心经**：用拇指指腹从孩子中指指根推向指尖，推200次。

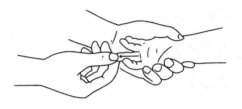

3. **补肝经**：拇指指腹旋推孩子食指末节罗纹面100次。

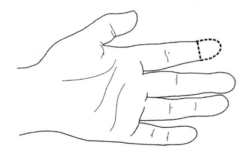

4. **按揉神门**：神门在腕部，在小指对应的腕横纹凹陷处。用拇指指端按揉200次。

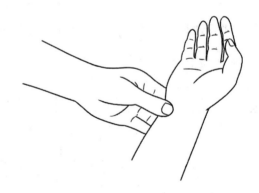

◆ **脾虚型**

【体质特征】哭声较弱，面色青白，手脚冰凉，舌唇淡白。

【推拿手法】在基本推拿手法基础上加按以下穴位。

1. 揉板门: 用拇指指腹揉板门300次。

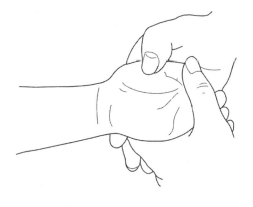

2. 推三关: 三关在前臂桡侧拇指一面，用食指、中指指面自腕横纹推至肘横纹，推300~500次。

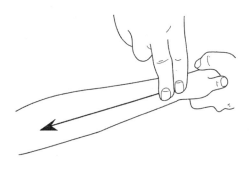

3. 推四横纹: 四横纹在掌面食指、中指、无名指、小指第一指间关节横纹处。孩子四指并拢，按摩者用拇指指腹在穴位上横向来回直推，来回推100次。

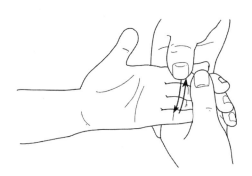

4. 揉中脘: 中脘在上腹部，前正中线上，脐上4寸，用掌根揉100~300次。

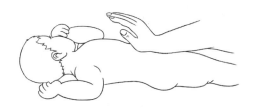

◆ **积食型**

【**体质特征**】伴有厌食吐奶，腹胀，大便酸臭，舌苔厚腻。

【**推拿手法**】在基本推拿手法基础上加按以下穴位。

1. 揉板门: 用拇指指腹揉板门 300 次。

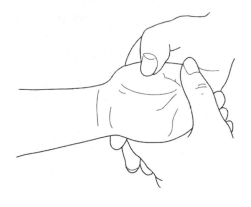

2. 运内八卦: 内八卦在掌中,以掌心为圆心,从圆心至中指指根横纹约 2/3 处为半径所做圆周。用拇指指端自乾宫起至兑宫止,旋转摩擦 200 次。

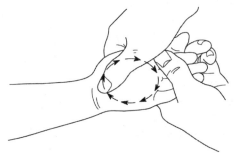

3. 清大肠经: 用拇指指腹由虎口推至食指指尖,推 300 次。

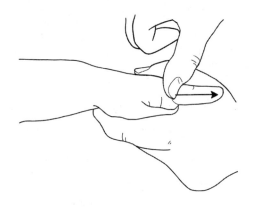

4. 揉中脘: 中脘在上腹部,前正中线上,脐上 4 寸,用掌根揉 100~300 次。

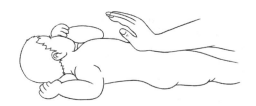

流口水

流口水多见于3岁以下婴幼儿。中医学认为本病主要是由于脾胃虚寒、脾胃积热、心脾郁热及脾胃气虚等使涎液不能正常制约而流出口外所致。常见症状为小儿涎液增多、自动流出口外，由于长期流出口水，致使口腔周围潮红，甚至发生糜烂，尤其以两侧的口角为明显。按摩治疗以清热解毒、清心补脾为主。

小儿流口水的基本推拿手法

1. 揉脾俞：脾俞在背部第11胸椎棘突下，正中线旁开1.5寸，用双手拇指指端揉50~100次。

2. 揉胃俞：胃俞在背部第12胸椎棘突下，正中线旁开1.5寸，用双手拇指指端揉50~100次。

3. 按揉足三里：足三里在外膝眼下3寸，胫骨旁开1寸。用拇指指腹揉50~100次。

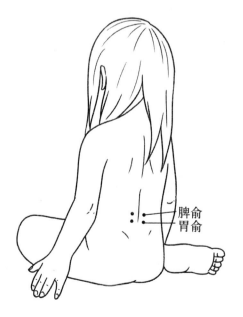

脾俞
胃俞

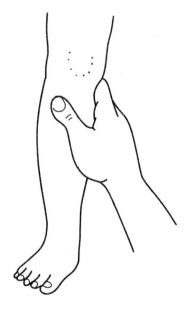

4. 按揉三阴交： 三阴交在内踝尖直上 3 寸，胫骨后缘凹陷中。用拇指指端按 3~5 次，揉 20~30 次。

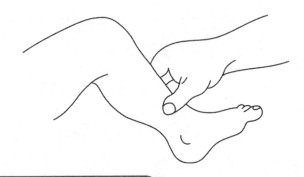

不同类型流口水的推拿手法

◆ 脾胃气虚型

【体质特征】面色发黄，身体乏力，食欲不振。

【推拿手法】在基本推拿手法基础上加按以下穴位。

1. 补脾经： 用拇指指腹旋推孩子拇指末节罗纹面 200 次。

2. 补肺经： 用拇指指腹旋推孩子无名指末节罗纹面 200 次。

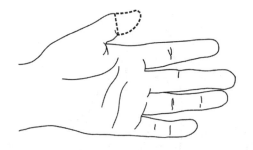

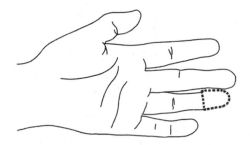

3. 推四横纹： 四横纹在掌面食指、中指、无名指、小指第一指间关节横纹处。孩子四指并拢，按摩者用拇指指腹在穴位上横向来回直推，来回推100次。

4. 运内八卦： 内八卦在掌中，以掌心为圆心，从圆心至中指指根横纹约2/3处为半径所做圆周。用拇指指端自乾宫起至兑宫止，旋转摩擦200次。

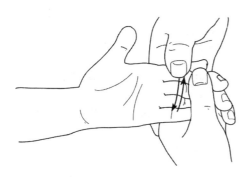

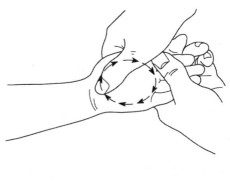

5. 推三关： 三关在前臂桡侧拇指一面，用食指、中指指面自腕横纹推至肘横纹，推300~500次。

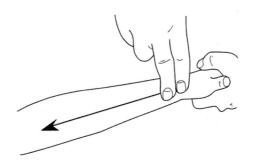

◆ **脾胃虚寒型**

【**体质特征**】口水清稀，脸色苍白，大便稀薄，小便清长，手脚冰凉。

【**推拿手法**】在基本推拿手法基础上加按以下穴位。

1. 补脾经：用拇指指腹旋推孩子拇指罗纹面 200 次。

2. 补肺经：用拇指指腹旋推孩子无名指末节罗纹面 200 次。

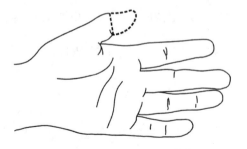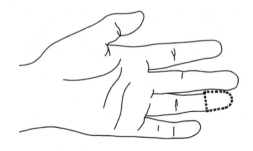

3. 推四横纹：四横纹在掌面食指、中指、无名指、小指第一指间关节横纹处。孩子四指并拢，按摩者用拇指指腹在穴位上横向来回直推，来回推 100 次。

4. 揉外劳宫：外劳宫在掌背正中两骨中间凹处，与内劳宫穴相对，以拇指指腹揉 1 分钟。

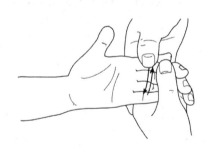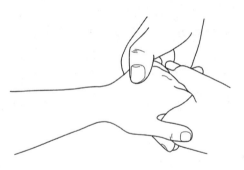

5. 推三关：三关在前臂桡侧拇指一面，用食指、中指指面自腕横纹推至肘横纹，推 300~500 次。

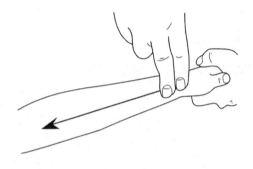

◆ **心脾郁热型**

【**体质特征**】口水黏稠且发热，口臭，大便干结，小便短黄，心烦不安，舌红苔黄。

【**推拿手法**】在基本推拿手法基础上加按以下穴位。

1. 清小肠经：用拇指指腹沿小指外侧
缘自指根向指尖直线推动 200 次。

2. 清心经：用拇指指腹从孩子中指指
根推向指尖，推 200 次。

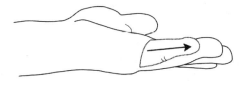

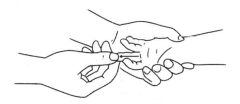

3. 推六腑：六腑在前臂尺侧小指一面，用食指和中指指腹从肘横纹推至腕横纹，
推 300 次。

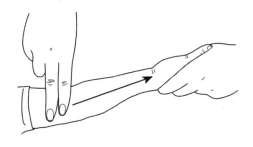

◆ 脾胃积热型

【**体质特征**】口水黏稠，口角糜烂，口臭易渴。

【**推拿手法**】在基本推拿手法基础上加按以下穴位。

1. 清胃经：用拇指指腹自孩子掌根推
至拇指根部，推 100~300 次。

2. 推六腑：六腑在前臂尺侧小指一
面，用食指和中指指腹从肘横纹推至
腕横纹，推 300 次。

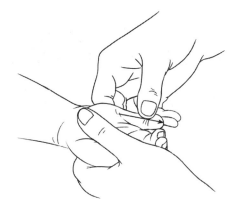

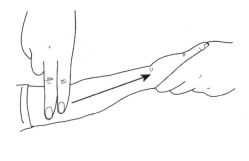

3. 清天河水： 天河水在前臂内侧正中，用食指和中指指面从腕横纹中点推至肘横纹，推 300~500 次。

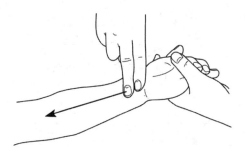

4. 揉涌泉： 涌泉在脚掌前 1/3 与中 1/3 交界处的凹陷中，用拇指指腹顺时针方向揉 100 次。

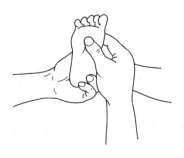

5. 揉外劳宫： 外劳宫在掌背正中两骨中间凹处，与内劳宫穴相对，以拇指指腹揉 1 分钟。

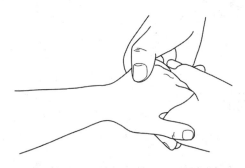

6. 拿肩井： 肩井在肩上，在大椎与肩峰端连线的中点上。用拇指与食指、中指对称用力提拿 3~5 次。

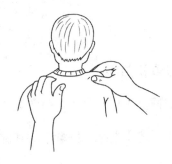

7. 清肺经： 用拇指指腹从孩子无名指指根推向指尖，推 200 次。

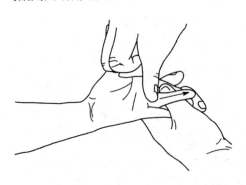

8. 揉脐： 用拇指指腹顺时针方向揉肚脐 200 次。

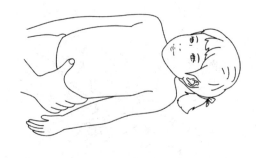

风疹

风疹和麻疹最大的区别就在于孩子嘴里有没有麻疹黏膜斑，其他的表现则很相似，一开始都会有类似感冒的症状。通常情况下，疹子会在 3 天内迅速消退。按摩治疗以清热解毒为主。

小儿风疹的基本推拿手法

1. **拿风池**：风池在项部，枕骨之下，与风府相平，胸锁乳突肌与斜方肌之间的凹陷中。用拇指、食指和中指相对用力，提拿风池 5~10 下。

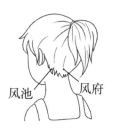

风池　风府

2. **拿肩井**：肩井在肩上，当大椎与肩峰端连线的中点上。用拇指与食指、中指对称用力提拿 3~5 次。

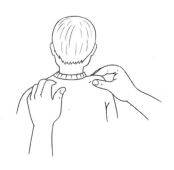

3. **揉肺俞**：肺俞在背部第 3 胸椎棘突下，后正中线旁开 1.5 寸。用双手拇指指端揉 50~100 次。

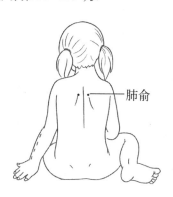

肺俞

3. **推脊柱**：沿孩子脊柱两侧上下推擦背及腰部，以透热为度。

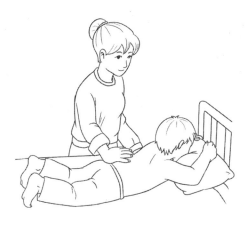

不同类型风疹的推拿手法

◆ 邪热炽盛型

【**体质特征**】疹色鲜红或者黯紫，伴有高热，大便干、小便短赤，烦躁等。

【**推拿手法**】在基本推拿手法基础上加按以下穴位。

1. 清大肠经：用拇指指腹由虎口推至食指指尖，推 200 次。

2. 清心经：用拇指指腹从孩子中指指根推向指尖，推 200 次。

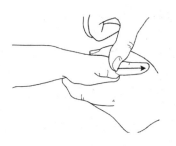

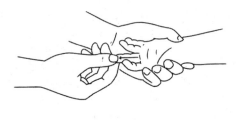

3. 推六腑：六腑在前臂尺侧小指一面，用食指和中指指腹从肘横纹推至腕横纹，推 300 次。

4. 清天河水：天河水在前臂内侧正中，用食指和中指指面从腕横纹中点推至肘横纹，推 300~500 次。

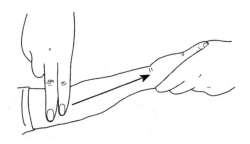

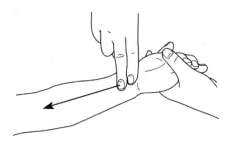

5. 揉涌泉：涌泉在脚掌前 1/3 与中 1/3 交界处的凹陷中，用拇指指腹按揉 200 次。

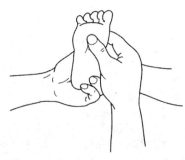

◆ **风邪侵袭型**

【**体质特征**】疹色浅红、稀疏细小，伴有发热怕风、咳嗽流涕、食欲不振等。

【**推拿手法**】在基本推拿手法基础上加按以下穴位。

1. **清肺经**：用拇指指腹从孩子无名指指根推向指尖，推 200 次。

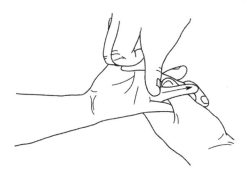

2. **清天河水**：天河水在前臂内侧正中，用食指和中指指面从腕横纹中点推至肘横纹，推 100~500 次。

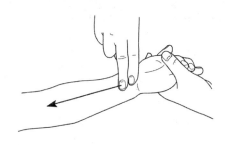

3. **推六腑**：六腑在前臂尺侧小指一面，用食指和中指指腹从肘横纹推至腕横纹，推 300 次。

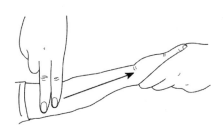

4. **揉大椎**：大椎在背部第 7 颈椎棘突下凹陷中，用食指指腹揉 1 分钟。

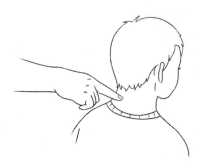

5. **揉涌泉**：涌泉在脚掌前 1/3 与中 1/3 交界处的凹陷中，用拇指指腹按揉 200 次。

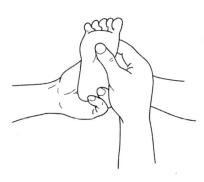

腮腺炎

流行性腮腺炎，俗称"痄腮"。一年四季均可能发病，但以春季多见，4~15岁的儿童发病率较高。本病的潜伏期为7天，传染性较强，常在幼儿园和学校中流行。按摩治疗以疏风清热、散结消肿为主。

小儿腮腺炎的基本推拿手法

1. 拿风池： 风池在项部，枕骨之下，与风府相平，胸锁乳突肌与斜方肌之间凹陷中。用拇指、食指和中指相对用力，提拿风池5~10下。

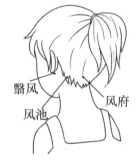

2. 按揉翳风： 翳风在耳垂后方，乳突与下颌角之间的凹陷处。用中指指腹顺时针方向按揉，揉30次。

3. 捏挤大椎： 大椎在背部第7颈椎下凹陷中，用拇指、食指相对捏挤大椎穴20次。

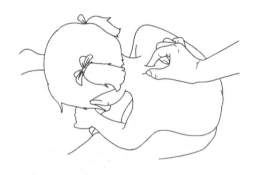

不同类型腮腺炎的推拿手法

◆ 食欲不振型

【体质特征】高热头痛，食欲不振，烦躁口渴，精神萎靡。

【推拿手法】在基本推拿手法基础上加按以下穴位。

1. **揉曲池**：曲池在肘窝桡侧横纹头至肱骨外上髁中点。用拇指指端揉50~100次。

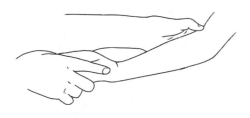

2. **推六腑**：六腑在前臂尺侧小指一面，用食指和中指指腹从肘横纹推至腕横纹，推300~500次。

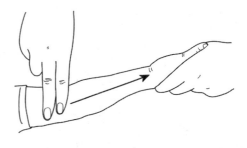

3. **清天河水**：天河水在前臂内侧正中，用食指和中指指面从腕横纹中点推至肘横纹，推300~500次。

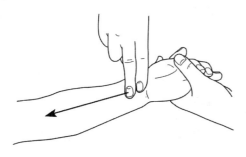

4. **按揉足三里**：足三里在外膝眼下3寸，胫骨旁开1寸。用拇指指腹揉50~100次。

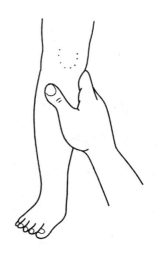

◆ **感冒型**

【**体质特征**】发热头痛，轻微咳嗽。

【**推拿手法**】在基本推拿手法基础上加按以下穴位。

1. 揉太阳： 太阳穴在眉梢与目外眦之间，向后约1寸凹陷处。用双手拇指指端揉30~50次。

2. 清肺经： 用拇指指腹从孩子无名指指根推向指尖，推200次。

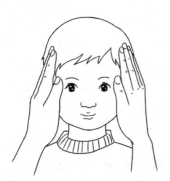

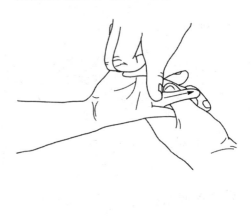

3. 揉曲池： 曲池在肘窝桡侧横纹头至肱骨外上髁中点。用拇指指端揉50~100次。

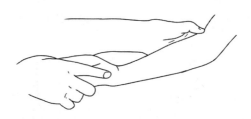

4. 按揉风府： 风府在项部，后发际正中直上1寸。用拇指指腹按在风府穴上，分别以顺时针、逆时针方向按揉，力度逐渐加重，揉50~100次。

5. 拿肩井： 肩井在肩上，当大椎与肩峰端连线的中点上。用拇指与食指、中指对称用力提拿3~5次。

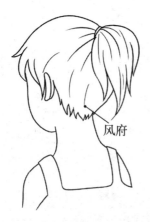

风府

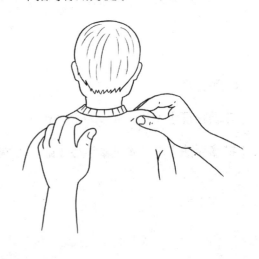

◆ **睾丸肿胀型**

【**体质特征**】男性患儿伴有睾丸一侧或双侧肿胀疼痛。

【**推拿手法**】先要及时就医，然后再配合按摩。

1. **清肝经**：用拇指指腹从孩子食指指根直推至指尖，推 200 次。

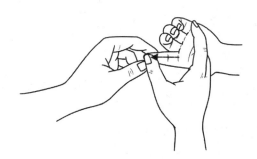

2. **揉肝俞**：肝俞在背部第9胸椎棘突下，旁开1.5寸，用双手拇指指端揉50~100次。

3. **揉胆俞**：胆俞在背部第 10 胸椎棘突下，旁开 1.5 寸，用双手拇指指腹按在穴位上，顺时针方向按揉 50~100 次。

4. **揉肾俞**：肾俞在背部第 2 腰椎棘突下，旁开 1.5 寸，用双手拇指指端揉 50~100 次。

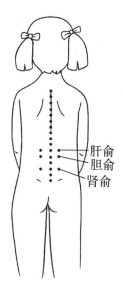

5. **按揉阳陵泉**：阳陵泉在小腿外侧，当腓骨小头前下方凹陷处。用拇指指腹按住穴位，顺时针方向按揉 100~200 次。

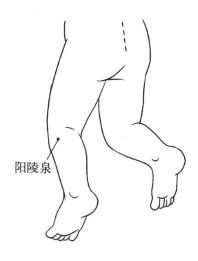

口腔溃疡

口腔溃疡又称口疮，是指牙龈、舌、两颊和上颚等处出现淡黄色或灰白色的溃疡。

口腔溃疡是一种非常常见的口腔疾病，经常反复发作，有溃疡的地方通常灼热、疼痛，严重的会影响孩子进食。

中医认为，口腔溃疡是感受外邪，风热乘脾或心脾积热或素体虚弱，虚火上炎所致。按摩治疗以滋阴补肾，除湿热、导积滞为主。

小儿口腔溃疡的基本推拿手法

1. 补肾经： 用拇指指腹旋推孩子小指末节罗纹面 200 次。

2. 清小肠经： 用拇指指腹沿小指外侧缘自指根向指尖直线推动 200 次。

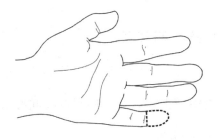

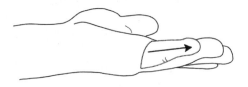

3. 清天河水： 天河水在前臂内侧正中，用食指和中指指面从腕横纹中点推至肘横纹，推 100~500 次。

4. 推六腑： 六腑在前臂尺侧小指一面，用食指和中指指腹从肘横纹推至腕横纹，推 300 次。

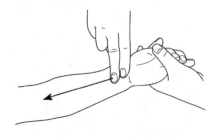

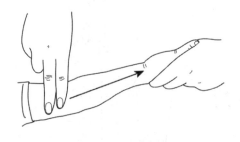

不同类型口腔溃疡的推拿手法

◆ 虚火上炎型

【体质特征】两颧发红，身体消瘦，口干，口臭不明显，舌红苔少。

【推拿手法】在基本推拿手法基础上加按以下穴位。

1. **横擦肾俞**：用手掌横擦腰骶部，以透热为度。

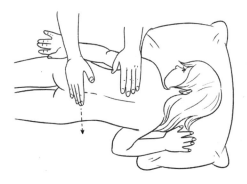

2. **按揉三阴交**：三阴交在内踝尖直上3寸，胫骨后缘凹陷中。用拇指指端按 3~5 次，揉 20~30 次。

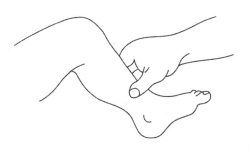

3. **按揉阴陵泉**：阴陵泉在小腿内侧，当胫骨内侧髁后下方凹陷处。用拇指指端按揉 50~100 次。

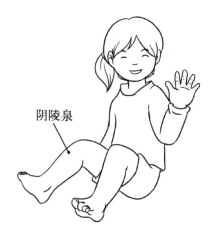

阴陵泉

4. **揉涌泉**：涌泉在脚掌前 1/3 与中 1/3 交界处的凹陷中，用拇指指腹按揉 200 次。

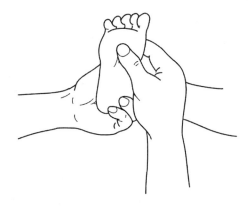

◆ **心脾积热型**

【**体质特征**】便秘，口臭，流口水，舌红苔黄。

【**推拿手法**】在基本推拿手法基础上加按以下穴位。

1. **清心经**：用拇指指腹从孩子中指指

根推向指尖，推 200 次。

2. **清大肠经**：用拇指指腹由虎口推至

食指指尖，推 200 次。

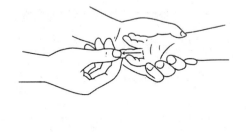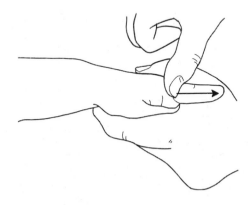

3. **推下七节骨**：七节骨在第 4 腰椎至尾椎骨端（长强穴）成一直线，用拇指指腹

自上向下推，推 300 次。

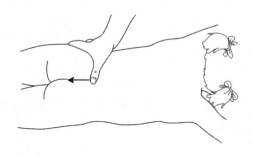

中耳炎

由于孩子耳道宽而平直，容易被脏东西侵入，从而发生感染。风热侵袭、肝胆湿热也会引起中耳炎。当耳膜穿孔流脓后，症状会逐渐减轻，这时极容易转为慢性中耳炎，表现为听力减退、耳朵反复流脓等。按摩治疗以清热解毒为主。

小儿中耳炎的基本推拿手法

1. **按揉翳风**：翳风在耳垂后方，乳突与下颌角之间的凹陷处。用拇指指腹揉 30 次。

2. **拿风池**：风池在项部，枕骨之下，与风府相平，胸锁乳突肌与斜方肌之间的凹陷中。用拇指、食指和中指相对用力，提拿风池 5~10 下。

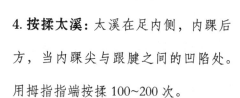

3. **推脊柱**：让孩子俯卧，用掌根直推孩子脊柱两侧，重点推肾俞穴，反复操作 2 分钟。

4. **按揉太溪**：太溪在足内侧，内踝后方，当内踝尖与跟腱之间的凹陷处。用拇指指端按揉 100~200 次。

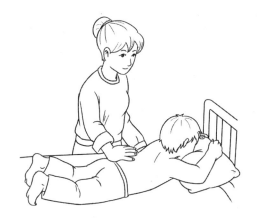

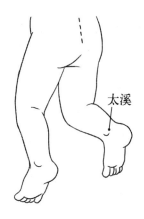

不同类型中耳炎的推拿手法

◆ 肝胆湿热型

【体质特征】脓多且稠并有腥臭味，伴发热、便秘、口苦喉咙干，舌红苔黄等。

【推拿手法】在基本推拿手法基础上加按以下穴位。

1. **清肝经**：用拇指指腹从孩子食指指根直推至指尖，推 200 次。

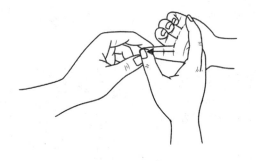

2. **揉内劳宫**：内劳宫在掌心，握拳时中指、无名指指尖所在之处的中点。用一手拇指指腹按压在内劳宫上，以顺时针方向揉 100 次。

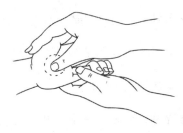

3. **清小肠经**：用拇指指腹沿小指外侧缘自指根向指尖直线推动 200 次。

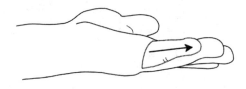

4. **清天河水**：天河水在前臂内侧正中，用食指和中指指面从腕横纹中点推至肘横纹，推 100~500 次。

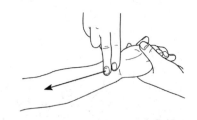

5. 推下七节骨：七节骨在第 4 腰椎至尾椎骨端（长强穴）成一直线，用拇指指腹自上向下推，推 100 次。

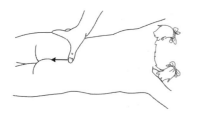

6. 按揉三阴交：三阴交在内踝尖直上 3 寸，胫骨后缘凹陷中。用拇指指端按 3~5 次，揉 20~30 次。

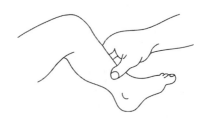

◆ **风热侵袭型**

【体质特征】有针刺感或者跳痛感，伴有发热、头痛、怕冷等。

【推拿手法】在基本推拿手法基础上加按以下穴位。

1. 清肺经：用拇指指腹从孩子无名指指根推向指尖，推 200 次。

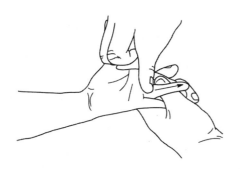

2. 清天河水：天河水在前臂内侧正中，用食指和中指指面从腕横纹中点推至肘横纹，推 100~500 次。

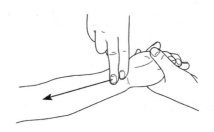

3. 清大肠经：用拇指指腹由虎口推至食指指尖，推 200 次。

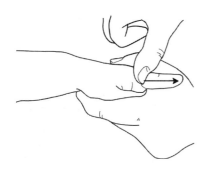

4. 推六腑：六腑在前臂尺侧小指一面，用食指和中指指腹从肘横纹推至腕横纹，推 300 次。

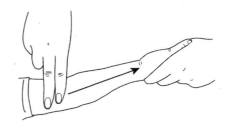

5. 揉合谷： 合谷在虎口上，第1、第2
掌骨间凹陷处，以拇指指端揉200次。

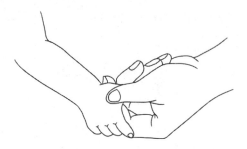

6. 揉曲池： 曲池在肘窝桡侧横纹头
至肱骨外上髁中点。用拇指指端揉
50~100次。

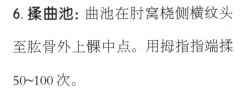

7. 搓擦背部： 让孩子俯卧，用掌从上
而下搓擦孩子背部，反复操作，以透
热为度。

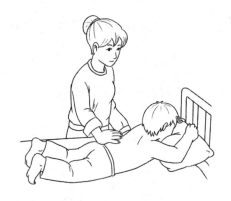

8. 揉涌泉： 涌泉在脚掌前1/3与中
1/3交界处的凹陷中，用拇指指腹按
揉200次。

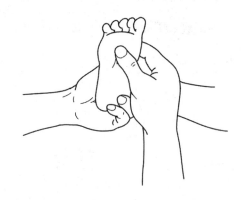

◆ **肝肾阴虚型**

【**体质特征**】此类型多半是已经转变成慢性中耳炎了。具体表现为脓液稀薄、时
流时止，脸色淡白，听力减退等。

【**推拿手法**】在基本推拿手法基础上加按
以下穴位。

1. 补肝经： 用拇指指腹旋推孩子食指末节
罗纹面100次。

2. 补肾经： 用拇指指腹旋推孩子小指末

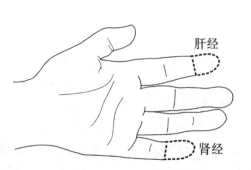

肝经

肾经

节罗纹面 200 次。

3. **揉肝俞、肾俞**：肝俞在背部第 9 胸椎棘突下，后正中线旁开 1.5 寸，用双手拇指指端揉 50~100 次。肾俞在背部第 2 腰椎棘突下，后正中线旁开 1.5 寸，用双手拇指指端揉 50~100 次。

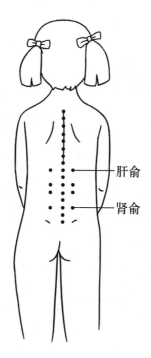

肝俞

肾俞

4. **按揉三阴交**：三阴交在内踝尖直上 3 寸，胫骨后缘凹陷中。用拇指指端按 3~5 次，揉 20~30 次。

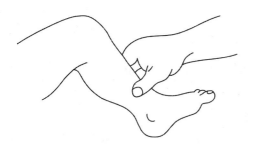

5. **揉涌泉**：涌泉在脚掌前 1/3 与中 1/3 交界处的凹陷中，用拇指指腹按揉 200 次。

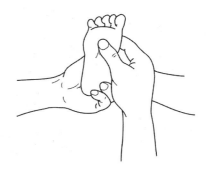

近视

近视是以看近物清楚而看远物模糊为特征的眼病，中医称"能近怯远症"。病因多由先天禀赋不足，后天发育失常，用眼不当，或五脏精气不足等全身因素影响。按摩治疗以补肾补脾、补气血为主，并辅以清热驱毒。

小儿近视的基本推拿手法

1. 开天门：天门穴在两眉头连线中点至前发际成一直线，即额头的正中线。用两手拇指在额头正中线自下而上交替做直线推动，推30~50下。

2. 推坎宫：坎宫自眉头起，沿眉毛向眉梢成一横线。用双手拇指自眉心向眉梢方向推动，以眉心微微发红为度，推200次。

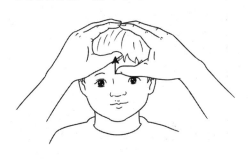

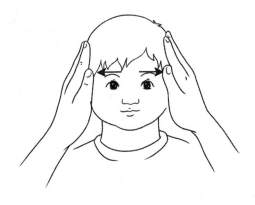

3. **揉太阳、睛明、四白**：太阳在眉梢与目外眦之间，向后约 1 寸凹陷处。用双手拇指指端揉 30~50 次。睛明在目内眦稍上方凹陷处。用拇指指腹按揉 30~50 次。四白在瞳孔直下，当眶下孔凹陷中。用拇指指腹按揉 30~50 次。

4. **拿风池、揉翳风**：风池在项部，枕骨之下，与风府相平，胸锁乳突肌与斜方肌之间的凹陷中。用拇指、食指和中指相对用力，提拿风池 5~10 次。翳风在耳垂后方，乳突与下颌角之间的凹陷处。用中指指腹按 30 次。

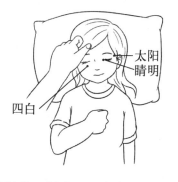

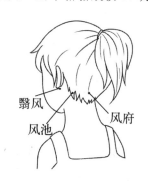

5. **揉肝俞、肾俞**：肝俞在背部第 9 胸椎棘突下，后正中线旁开 1.5 寸，用双手拇指指端揉 50~100 次。肾俞在背部第 2 腰椎棘突下，后正中线旁开 1.5 寸，用双手拇指指端揉 50~100 次。

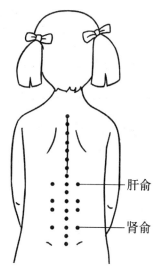

不同类型近视的推拿手法

◆ 脾胃虚弱型

【体质特征】此类型近视的孩子体质较差，脾胃虚弱。

【推拿手法】在基本推拿手法基础上加按以下穴位。

1. 揉脾俞、胃俞：脾俞在背部第 11 胸椎棘突下，后正中线旁开 1.5 寸，用双手拇指指端揉 50~100 次。胃俞在背部第 12 胸椎棘突下，后正中线旁开 1.5 寸，用双手拇指指端揉 50~100 次。

2. 揉中脘：中脘在上腹部，前正中线上，脐上 4 寸，用掌根按揉 100~300 次。

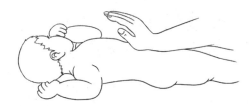

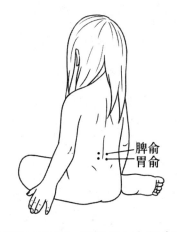

脾俞
胃俞

3. 按揉三阴交：三阴交在内踝尖直上 3 寸，胫骨后缘凹陷中。用拇指指端按 3~5 次，揉 20~30 次。

4. 按揉足三里：足三里在外膝眼下 3 寸，胫骨旁开 1 寸。用拇指指腹揉 50~100 次。

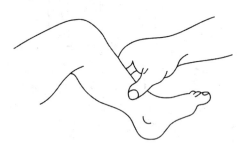

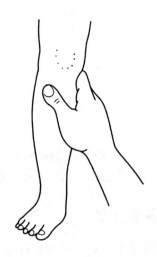

◆ 眼眶胀痛型

【体质特征】此类型近视的孩子往往双眼干涩、眼眶胀痛。

【推拿手法】在基本推拿手法基础上加按以下穴位。

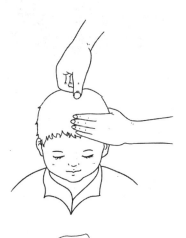

1. 按揉百会：百会在头顶正中线与两耳尖连线的交会处，后发际正中直上 7 寸。用拇指指腹按揉 1 分钟。

2. 补肾经：用拇指指腹旋推孩子小指末节罗纹面 200 次。

3. 补肝经：用拇指指腹旋推孩子食指末节罗纹面 100 次。

4. 揉肝俞、肾俞：肝俞在背部第 9 胸椎棘突下，后正中线旁开 1.5 寸，用双手拇指指端揉 50~100 次。肾俞在背部第 2 腰椎棘突下，后正中线旁开 1.5 寸，用双手拇指指端揉 50~100 次。

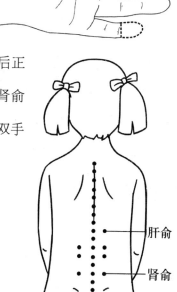

肝俞

肾俞

佝偻病

佝偻病全称维生素 D 缺乏性佝偻病，是体内维生素 D 缺乏，引发钙、磷代谢失常导致的慢性疾病，主要表现有烦躁、夜啼、多汗、肌肉松弛、方颅、囟门晚闭，甚至鸡胸、肋骨外翻、下肢弯曲等。在中医学中，佝偻病与无软、五迟、夜啼、盗汗、龟背、鸡胸等诸多病症有关。究其原因，与先天不足和后天失养均有关系。按摩治疗以健脾胃、补气血、补肾益脑、温养下元为主。

小儿佝偻病的基本推拿手法

1. 补脾经：用拇指指腹旋推孩子拇指末节罗纹面 200 次。

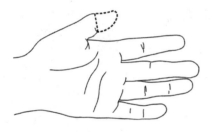

2. 补肾经：用拇指指腹旋推孩子小指末节罗纹面 200 次。

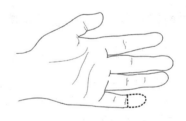

3. 推四横纹：四横纹在掌面食指、中指、无名指、小指第一指间关节横纹处。孩子四指并拢，按摩者用拇指指腹在穴位上横向来回直推，来回推 100 次。

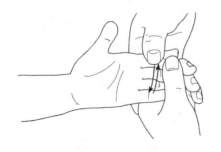

4. 揉板门：用拇指指腹揉板门 300 次。

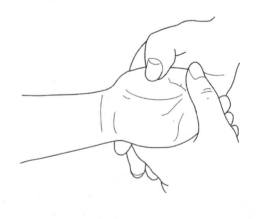

5. 揉中脘：中脘在上腹部，前正中线上，脐上4寸，用掌根按揉100~300次。

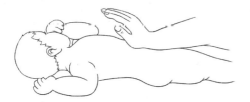

7. 揉脾俞、胃俞、肾俞：脾俞在背部第11胸椎棘突下，后正中线旁开1.5寸，用双手拇指指端揉50~100次。胃俞在背部第12胸椎棘突下，后正中线旁开1.5寸，用双手拇指指端揉50~100次。肾俞在背部第2腰椎棘突下，后正中线旁开1.5寸，用双手拇指指端揉50~100次。

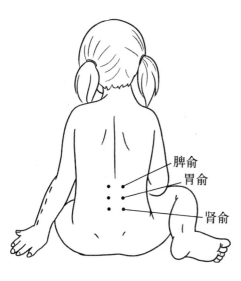

6. 按揉气海：气海在下腹部，前正中线上，脐下1.5寸。用拇指指端揉按100~200次。

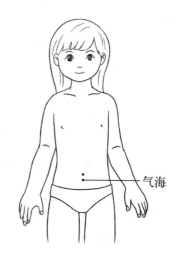

气海

8. 按揉命门：命门在第2腰椎棘突下凹陷中，后正中线上。用拇指指腹按在穴位上，顺时针方向按揉50~100次。

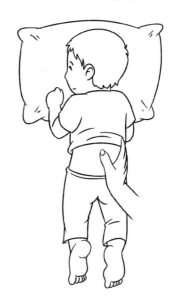

9. **捏脊**：双手食指半屈，用食指中节靠拇指的侧面，抵在孩子的尾骨处，拇指与食指相对用力，沿脊柱两侧自龟尾向上边推边捏边放，一直推到大椎穴。每捏3下将背部皮肤提1下，捏3~5遍。

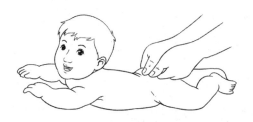 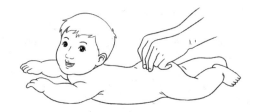

不同类型佝偻病的推拿手法

◆ 盗汗型

【**体质特征**】伴有自汗或盗汗症状。

【**推拿手法**】在基本推拿手法基础上加按以下穴位。

1. **补肺经**：用拇指指腹旋推孩子无名指末节罗纹面200次。

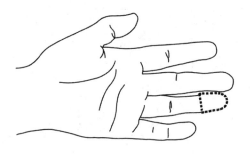

2. **按揉足三里**：足三里在外膝眼下3寸，胫骨旁开1寸。用拇指指腹揉50~100次。

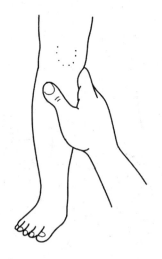

3. **按揉三阴交：**三阴交在内踝尖直上 3 寸，胫骨后缘凹陷中。用拇指指端按 3~5 次，揉 20~30 次。

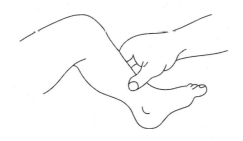

◆ **睡眠不安型**

【**体质特征**】睡眠质量较差，并伴有烦躁不安。

【**推拿手法**】在基本推拿手法基础上加按以下穴位。

1. **清心经：**用拇指指腹从孩子中指指根推向指尖，推 200 次。

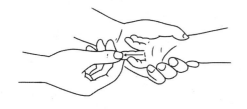

2. **清肝经：**用拇指指腹从孩子食指指根直推至指尖，推 200 次。

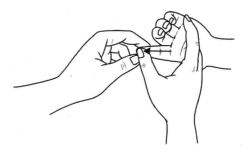

3. **按揉神门：**神门在腕部，在小指对应的腕横纹凹陷处。

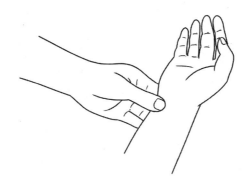

◆ 腹泻型

【体质特征】腹泻是此类型佝偻病孩子的最大伴随症状。

【推拿手法】在基本推拿手法基础上加按以下穴位。

1. **补大肠经**：大肠经在食指桡侧缘末节，用拇指指腹由指尖推至虎口100次。

2. **下推七节骨**：七节骨在第4腰椎至尾椎骨端（长强穴）成一直线，用拇指指腹自上向下推，推200次。

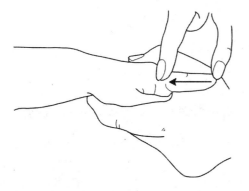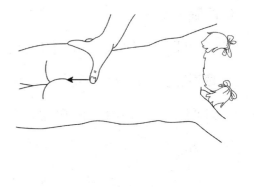

3. **揉龟尾**：龟尾在尾骨端下0.5寸，当尾骨端与肛门连线的中点处。用拇指或食指指端揉100次。

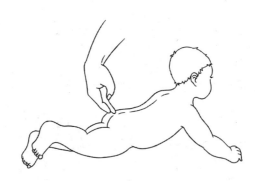

鹅口疮

鹅口疮又名雪口，以口腔、舌头上散在或布满白屑为特征，好发于婴儿，尤其是新生儿及体质较弱的小婴儿。中医认为，鹅口疮为热邪熏灼口腔，感受秽毒所致，有虚实之分。实证由心脾积热引起，虚证则是虚火上炎所致。按摩治疗以清热解毒为主。

小儿鹅口疮的基本推拿手法

1. **清肝经**：用拇指指腹从孩子食指指根直推至指尖，推 200 次。

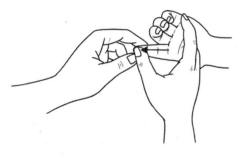

2. **清心经**：用拇指指腹从孩子中指指根推向指根尖，推 200 次。

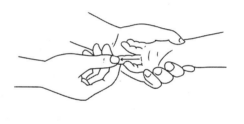

3. **清胃经**：用拇指指腹自孩子掌根推至拇指根部，推 100~300 次。

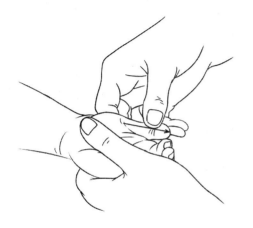

4. **揉板门**：用拇指指腹揉板门 300 次。

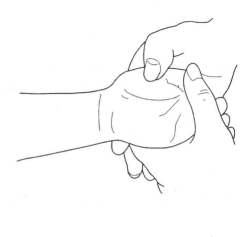

5. 清天河水： 天河水在前臂内侧正中，用食指和中指指面从腕横纹中点推至肘横纹，推 100~500 次。

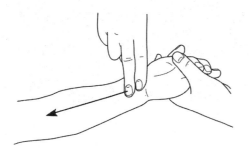

6. 推六腑： 六腑在前臂尺侧小指一面，用食指和中指指腹从肘横纹推至腕横纹，推 300 次。

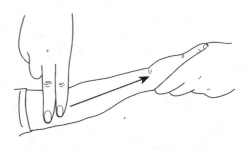

7. 揉大椎： 大椎在背部第 7 颈椎棘突下凹陷中，用食指指腹揉 1 分钟。

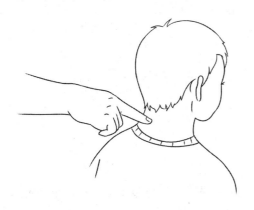

8. 推擦腰背部： 让孩子俯卧，父母用手掌蘸少许麻油，沿孩子脊柱两侧上下推擦背部及腰部，以透热为度。

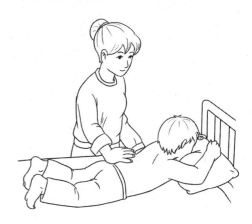

不同类型鹅口疮的推拿手法

◆ 脾虚湿盛型

【体质特征】嘴边有白屑，周围红晕色淡，身体消瘦，手脚冰凉，面色苍白。

【推拿手法】在基本推拿手法基础上加按以下穴位。

1. **补脾经**：用拇指指腹旋推孩子拇指末节罗纹面 200 次。

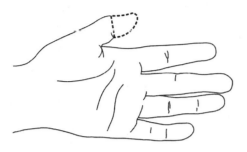

2. **揉板门**：用拇指指腹揉板门 300 次。

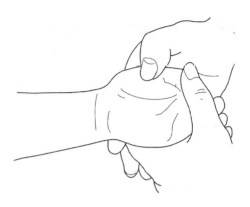

3. **揉中脘**：中脘在上腹部，前正中线上，脐上 4 寸，用掌根按揉 100~300 次。

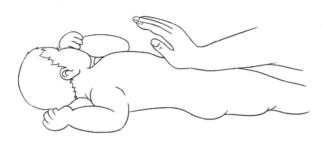

4. **揉脾俞、胃俞**：脾俞在背部第 11 胸椎棘突下，旁开 1.5 寸，用双手拇指指端揉 50~100 次。胃俞在背部第 12 胸椎棘突下，旁开 1.5 寸，用双手拇指指端揉 50~100 次。

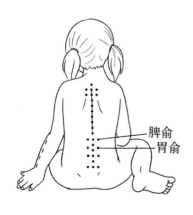

脾俞
胃俞

5. **按揉足三里**：足三里在外膝眼下 3 寸，胫骨旁开 1 寸。用拇指指腹揉 50~100 次。

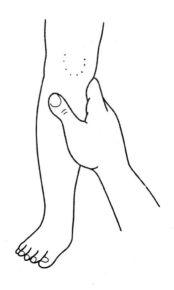

◆ 心脾郁热型

【**体质特征**】心烦口渴，面红口臭，大便干燥，小便短黄，舌苔发黄。

【**推拿手法**】在基本推拿手法基础上加按以下穴位。

1. 清脾经： 用拇指指腹从孩子拇指指根推向指尖，推 200 次。

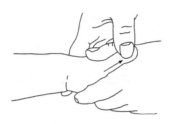

2. 清心经： 用拇指指腹从孩子中指指根推向指尖，推 200 次。

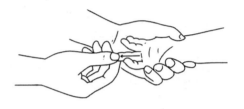

3. 揉脾俞、肾俞： 脾俞在背部第 11 胸椎棘突下，旁开 1.5 寸，用双手拇指指端揉 50~100 次。肾俞在背部第 2 腰椎棘突下，旁开 1.5 寸，用双手拇指指端揉 50~100 次。

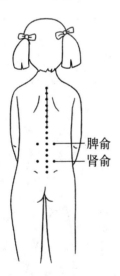

4. 下推七节骨： 七节骨在第 4 腰椎至尾椎骨端（长强穴）成一直线，用拇指指腹自上向下推，推 300 次。

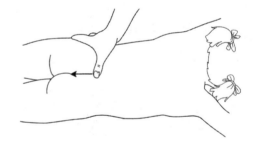

舌舔皮炎

有的孩子由于嘴唇周围干燥，就经常用舌头来舔嘴唇周围的皮肤，可往往越舔越干，从而引起嘴唇周围的皮肤炎症，并出现小丘疹或者皲裂等皮肤问题，严重的还会形成色素沉着而影响外貌。一般情况下，经常舔嘴唇的孩子大部分为内热体质，比如，伴有大便干燥等体质特征。按摩治疗以清热解毒为主。

小儿舌舔皮炎的基本推拿手法

1. 清脾经：用拇指指腹从孩子拇指指根推向指尖，推 200 次。

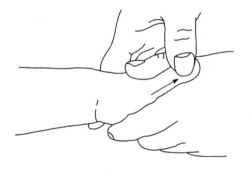

2. 清心经：用拇指指腹从孩子中指指根推向指尖，推 200 次。

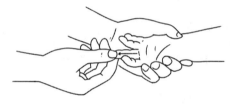

3. 清胃经：用拇指指腹自孩子掌根推至拇指根部，推 100~300 次。

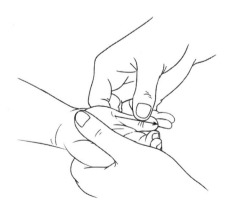

4. 揉板门：用拇指指腹揉板门 300 次。

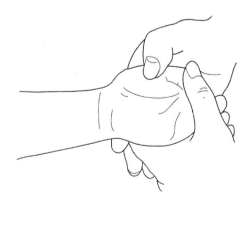

5. 清天河水： 天河水在前臂内侧正中，用食指和中指指面从腕横纹中点推至肘横纹，推 100~500 次。

6. 推六腑： 六腑在前臂尺侧小指一面，用食指和中指指腹从肘横纹推至腕横纹，推 300 次。

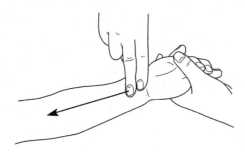

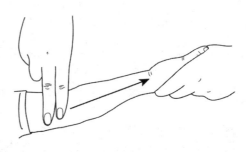

不同类型舌舐皮炎的推拿手法

◆ 气血不足型

【体质特征】 脸色发白，活动容易出汗，四肢发冷。

【推拿手法】 在基本推拿手法基础上加按以下穴位。

1. 补脾经： 用拇指指腹旋推孩子拇指末节罗纹面 200 次。

2. 清心经： 用拇指指腹从孩子中指指根推向指尖，推 200 次。

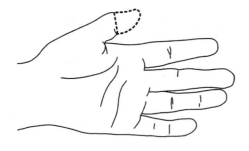

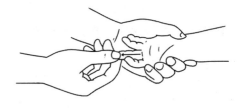

3. 摩腹：用食指、中指和无名指指腹顺时针方向摩动腹部 100~200 次。

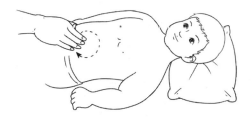

4. 按揉足三里：足三里在外膝眼下 3 寸，胫骨旁开 1 寸。用拇指指腹揉 50~100 次。

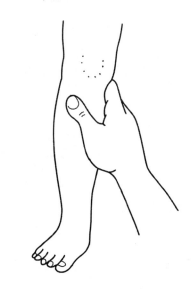

◆ 瘀血型

【**体质特征**】皮肤粗糙，嘴唇青紫，舌头发紫或者有瘀点。

【**推拿手法**】在基本推拿手法基础上加按以下穴位。

1. 揉膻中：膻中在胸部，前正中线上，两乳头连线的中点，用中指指端按揉 100 次。

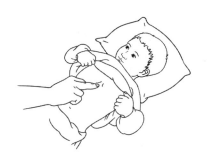

2. 按揉三阴交：三阴交在内踝尖直上 3 寸，胫骨后缘凹陷中。用拇指指端按 3~5 次，揉 20~30 次。

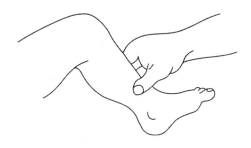

◆ **痰湿型**

【**体质特征**】此类型孩子大多体胖乏力，睡眠不佳。

【**推拿手法**】在基本推拿手法基础上加按以下穴位。

1. **清肺经**：用拇指指腹从孩子无名指指根推向指尖，推 200 次。

2. **推三关**：三关在前臂桡侧拇指一面，用食指、中指指面自腕横纹推至肘横纹，推 300~500 次。

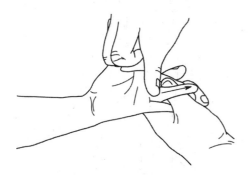

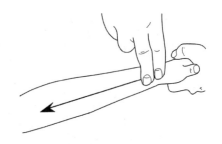

3. **揉肺俞**：肺俞在背部第 3 胸椎棘突下，后正中线旁开 1.5 寸。用双手拇指指端揉 50~100 次。

4. **按揉丰隆**：丰隆在外踝尖上 8 寸，胫骨外侧 1.5 寸，胫腓骨之间。用拇指指端揉 20~40 次。

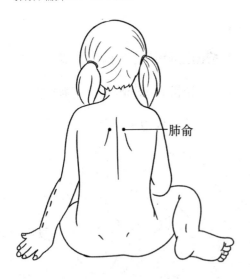

肺俞

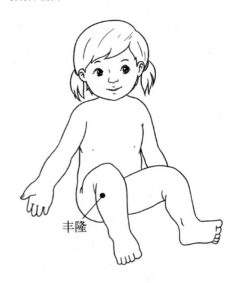

丰隆

第四章 四季保健按摩法

小儿脏腑娇嫩，形气未充，属「稚阴稚阳」之体，其生理活动、病理变化与时令气候节律的变动更为密切。因此，小儿保健推拿应因时制宜，即顺应春夏秋冬四季之「生、长、收、藏」的特点，选择合理的小儿推拿操作法，以达到审时辟邪，调护正气，促进小儿生长发育的保健目的。

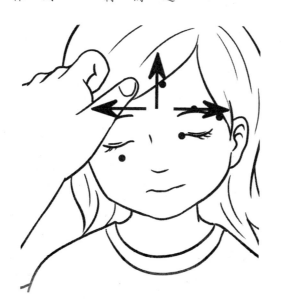

春季养肝保健法

1. 揉肝俞： 肝俞在背部第9胸椎棘突下，旁开1.5寸，用双手拇指指端揉50~100次。肝俞是肝脏在背部的反应点，刺激此穴有利于提升肝脏活力，预防肝脏疾病的发生。

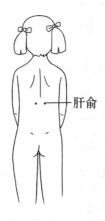

肝俞

2. 按揉三阴交： 三阴交在内踝尖直上3寸，胫骨后缘凹陷中。用拇指指端按3~5次，揉20~30次。此穴是足部三条阴经交会处，具有通经活络、调和气血的功效。

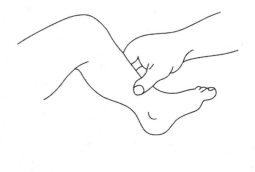

3. 按压太冲： 太冲在足背跖骨间隙的后方凹陷处，是肝经的原穴，具有疏肝养血、清利下焦的功效。

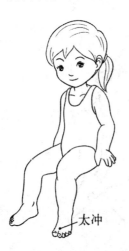

太冲

4. 按揉阳陵泉： 阳陵泉在小腿外侧，当腓骨小头前下方凹陷处。用拇指指腹按住穴位，顺时针方向按揉100~200次。阳陵泉具有清热利湿、舒筋通络的功效。

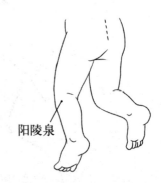

阳陵泉

夏季养心保健法

1 揉印堂、百会：印堂在两眉内侧端连线中点处，用拇指指腹揉 1 分钟。百会在头顶正中线与两耳尖连线的交会处，后发际正中直上 7 寸。用拇指指腹按揉 1 分钟。

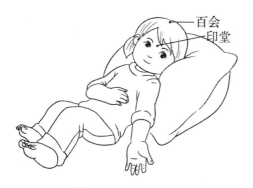

2. 按揉内关：内关穴在腕横纹正中直上 2 横指，两筋之间。一只手握住孩子的手掌，用另一只手拇指指端揉 50~100 次。

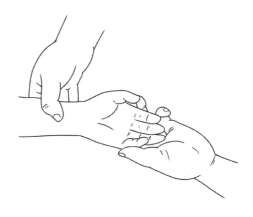

3. 揉肾俞：肾俞在背部第 2 腰椎棘突下，后正中线旁开 1.5 寸，用双手拇指指端揉 50~100 次。

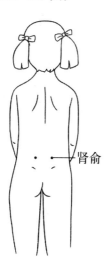

4. 按揉阴陵泉：阴陵泉在小腿内侧，当胫骨内侧髁后下方凹陷处。用拇指指端按揉 100 次。

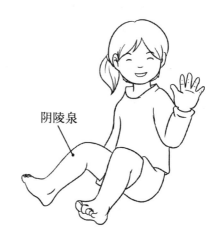

秋季养肺保健法

1. 揉迎香： 迎香位于鼻翼外缘旁开0.5寸，鼻唇沟凹陷中，用食指和中指指腹按揉1分钟。

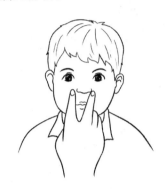

2. 揉膻中： 膻中在胸部，前正中线上，两乳头连线的中点，用中指指端按揉100次。

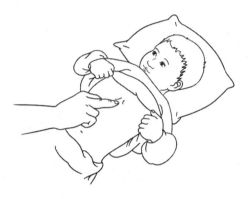

3. 揉大椎： 大椎在背部第7颈椎棘突下凹陷中，用食指指腹揉1分钟。

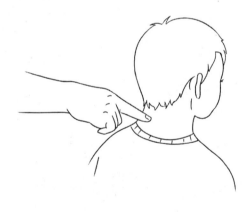

4. 揉肺俞： 肺俞在背部第3胸椎棘突下，后正中线旁开1.5寸，用双手拇指指端揉50~100次。

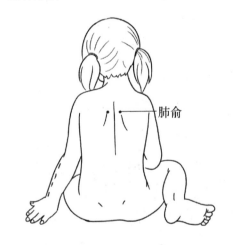

肺俞

冬季养肾保健法

1. **揉脐：** 用拇指指腹顺时针方向揉肚脐 200 次。

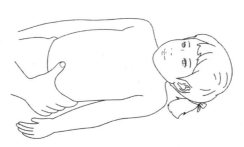

2. **按揉足三里、三阴交：** 足三里在外膝眼下 3 寸，胫骨旁开 1 寸。用拇指指腹揉 50~100 次。三阴交在内踝尖直上 3 寸，胫骨后缘凹陷中。用拇指指端按 3~5 次，揉 20~30 次。

3. **揉肾俞、揉涌泉：** 肾俞在背部第 2 腰椎棘突下，后正中线旁开 1.5 寸，用双手拇指指端揉 50~100 次。涌泉在脚掌前 1/3 与中 1/3 交界处的凹陷中，用拇指指腹按揉 200 次。

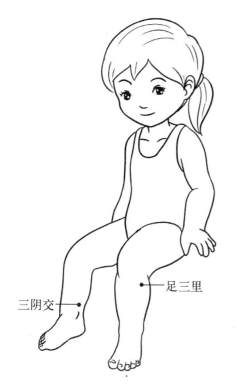

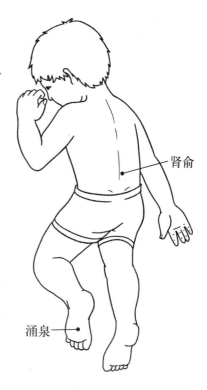

健脾和胃保健法

捏脊是最常用、最有效的健脾和胃保健手法。捏脊能很好地调节脏腑的生理功能，特别是对胃肠功能有很好的调节作用。捏脊可调理胃肠蠕动，促进消化吸收，提高人体抵抗力。捏脊具有调阴阳、理气血、和脏腑、通经络、强健身体的作用。

1. 先用手掌把背部搓热，使肌肉放松。

2. 食指半屈，用双手食指中节靠拇指的侧面，抵在孩子的尾骨处；拇指前按，两指同时用力提拿皮肤，自下而上，双手交替捻动向前。

3. 两手交替，沿脊柱两侧自长强穴向上边推边捏边放，一直推到大椎穴。捏脊一般捏 3~5 遍，每捏 3 下将背部皮肤提 1 下，称为捏三提一法。

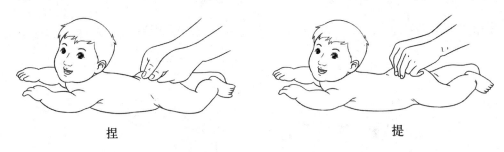

捏   提

增高助长保健法

1. 揉命门：用拇指指腹按揉命门 3 分钟。按揉命门能温肾助阳，有助孩子的身体发育。

2. 揉涌泉：用拇指指腹按揉涌泉 1 分钟。涌泉是肾经上的第一穴，有补肾通络的作用，经常按摩有助于提高免疫力。

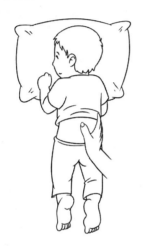

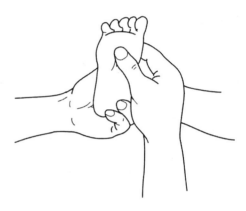

3. 按揉阳陵泉：阳陵泉在小腿外侧，当腓骨小头前下方凹陷处。用拇指指腹按揉穴位 1 分钟。

4. 按揉三阴交：三阴交在内踝尖直上 3 寸，胫骨后缘凹陷中。用拇指指端按 3~5 次，揉 20~30 次。

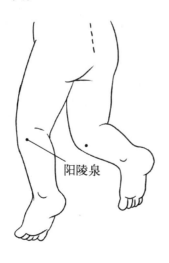

阳陵泉

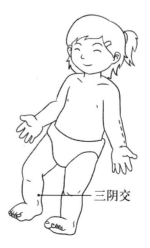

三阴交

5. 捏脊： 双手食指半屈，用食指中节靠拇指的侧面，抵在孩子的尾骨处，拇指与食指相对用力，沿脊柱两侧自龟尾向上边推边捏边放，一直推到大椎穴。每捏 3 下将背部皮肤提 1 下，捏 3~5 遍。

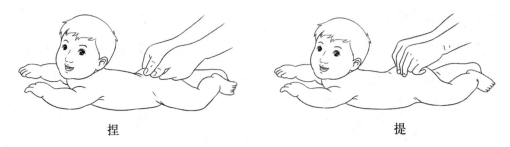

捏   提

预防近视保健法

1. **开天门**: 拇指自印堂上推至前发际, 两手交替操作 30~50 次。

2. **推坎宫**: 用双手拇指自眉心沿两侧眉梢做分推, 推 30~50 次。

3. **按揉睛明**: 睛明在目内眦稍上方凹陷处。用双手拇指指腹按揉 50 次。

4. **按揉四白**: 四白在瞳孔直下, 当眶下孔凹陷中, 用双手拇指指腹按揉 50 次。

5. **按摩鱼腰**: 鱼腰在瞳孔直上, 眉毛中, 用双手拇指指腹按揉 20 次。

6. **按揉眼球**: 孩子闭上眼, 按摩者用拇指指腹轻轻按揉眼球, 然后再按揉眼周放松。

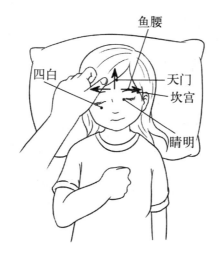

缓解长牙不适按摩法

1. 轻揉两颊： 由于孩子脸颊部肌肉相对较薄，所以用力不能过大，在指下感觉凹陷处可多做揉动。

2. 揉牙关： 牙关在下颌角前上方一横指，用力咬牙时，咬肌隆起处。牙关为治牙要穴，操作时先以中指指腹深按于穴位片刻，再以指腹轻揉结束。

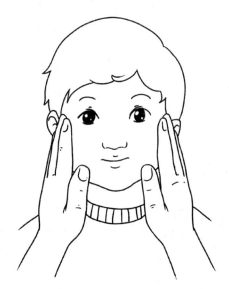

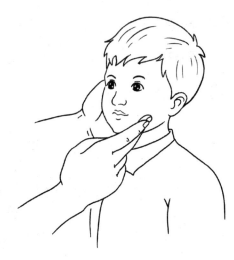

3. 揉颊车： 颊车在下颌角前上方约1寸处，当咀嚼时咬肌隆起下方，按在凹陷处。

4. 揉合谷： 合谷在虎口上，第1、第2掌骨间凹陷处，以拇指指腹揉。

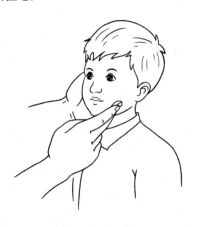

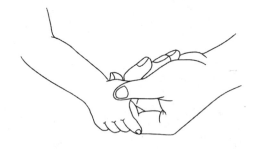

缓解生长疼痛按摩法

1. **按揉膝眼：**膝眼在膝盖两旁凹陷中（外侧凹陷称外膝眼；内侧凹陷称内膝眼）。用拇指、食指分别揉按两侧膝眼。揉膝眼能通经活络，缓解生长疼痛。

2. **揉拿大腿：**以五指拿法，自上而下先拿大腿后侧肌肉，每块肌肉拿数下再揉数下。一边拿一边移动，向下拿至足跟处。拿动时速度宜慢，不要滑脱。可促进生长发育，缓解疲劳。

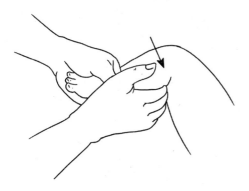 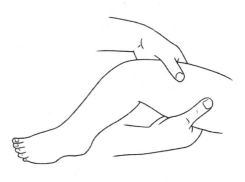

3. **搓摩小腿：**用双手掌面夹住小腿，相对用力快速揉搓，同时做上下往返移动。

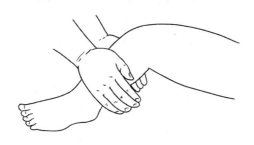

4. 按揉足三里：足三里在外膝眼下 3 寸，胫骨旁开 1 寸，用拇指指腹揉 50~100 次。有理脾胃、调气血、补虚弱的功效。

5. 揉涌泉：涌泉在脚掌前 1/3 与中 1/3 交界处的凹陷中，用拇指指腹按揉 50 次。

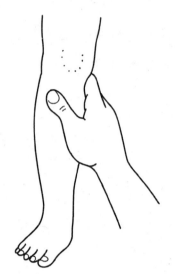

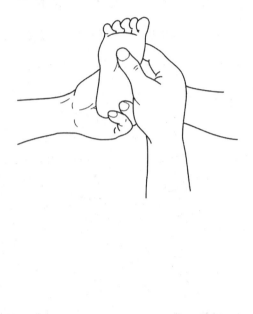

6. 捻手指：拇指与食指和中指配合捻挤每一根手指，从指尖向指根方向反复捻挤。

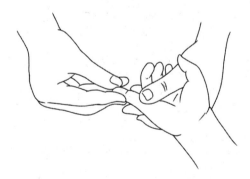

安眠按摩法

1. **揉督脉 3 分钟**：食指、中指并拢自上而下揉督脉，再用手掌自上而下抚摩。孩子的脊柱贯穿着调节阴阳的重要经脉——督脉，决定着孩子体质的强弱。脊柱健康，阳气得以通畅，孩子才会健康。

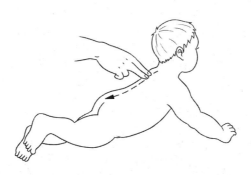

2. **提耳朵、拉耳垂各 30 次**：提耳朵或拉耳垂时，拇指和食指配合拿稳不要滑脱，尽量向上或向下提拉，使耳廓部感到有较强的胀热感为止。

3. **按揉内关**：内关穴在腕横纹正中直上 2 横指，两筋之间。一只手握住孩子的手掌，用另一只手拇指指端揉50 次。

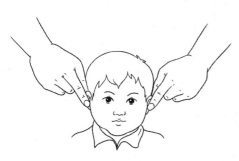

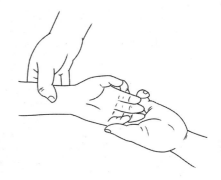

附录　小儿常见病特效穴位速查表

病症	基本取穴	对症取穴
发热	天门、坎宫、太阳、肺经、天河水	风寒发热型：风池、二扇门、三关 风热发热型：板门、运内八卦、膻中、天柱骨、肺俞 肺胃实热型：胃经、大肠经、板门、内八卦、六腑、腹 阴虚发热型：脾经、肺经、天河水、足三里、涌泉、脊柱
感冒	印堂、天门、太阳、迎香、曲池、合谷、风门、肺俞	风寒型：三关、外劳宫、二扇门、肩井 风热型：肺经、天河水、大椎、肩井 咳嗽痰多型：天突、膻中 食欲缺乏型：板门、三关、足三里
咳嗽	天突、肺俞、膻中、足三里	风热型：肺经、六腑、大椎、肩井 风寒型：太阳、风池、合谷、三关 干咳型：内劳宫、肾俞、涌泉 痰多型：脾经、四横纹、内八卦
肺炎	肺经、六腑、三关、肝经、内八卦、天突、膻中、肺俞、大椎	痰热壅肺型：六腑、心经 风热袭肺型：太阳、三关、风池、肩井
流口水	摩腹、脾经、脾俞、肾俞、足三里、三阴交	脾胃气虚型：肺经、四横纹、内八卦、三关 脾胃虚寒型：肺经、四横纹、外劳宫、三关 心脾郁热型：小肠经、心经、六腑 脾胃积热型：六腑、天河水、胃经、涌泉
呕吐	内关、膻中、腹、足三里	虚寒型：脾经、板门、外劳宫、三关 实热型：脾经、大肠经、六腑、七节骨 食滞型：脾经、板门、大肠经 感冒型：太阳、肺经、曲池、合谷 虚火型：肝经、肾经、天河水、涌泉
夜啼	脾经、心经、肝经、腹、脐、足三里、膻中、膈俞、胃俞、大肠俞	心火旺型：小肠经、天河水、六腑 惊恐型：百会、心经、肝经 脾虚型：板门、四横纹、三关、中脘 食积型：大肠经、板门、内八卦、中脘
腹胀	内八卦、板门、膻中、足三里	痰阻型：六腑、脾俞 食积型：大肠经 脾虚型：脾经、大肠经、板门、脾俞、胃俞
积食	脾经、内八卦、腹、中脘、天枢、足三里、捏脊	五心烦热型：肝经、肾经、内劳宫、外劳宫、三关 咳嗽痰喘型：肺经、膻中、肺俞 便秘型：大肠经、板门、七节骨
腹泻	脾经、三关、大肠经、外劳宫、脐、七节骨、龟尾、足三里	湿热泻型：胃经、大肠经、六腑、天枢 寒湿泻型：外劳宫、三关、脐、七节骨 脾虚泻型：板门、三关、摩腹、揉脐、七节骨、捏脊 伤食泻型：板门、内八卦、腹
湿疹	肺经、大肠经、曲池、肺俞、脾俞、肾俞、足三里	胃胀型：板门、内八卦、中脘、七节骨 便秘型：小肠经、六腑、阴陵泉、三阴交
便秘	中脘、天枢、足三里、腹、七节骨、龟尾、脾俞、大肠俞	虚秘型：脾经、肾经、捏脊 实秘型：大肠经、六腑、三关
遗尿	百会、气海、关元、中极、七节骨、三阴交	肝脏湿热型：肝经、小肠经、天河水、心俞、肝俞、小肠俞 肾虚型：肾经、肾俞、命门 脾肺气虚型：脾经、肺经、三关、脾俞、肾俞

儿推拿常用手法

操 作	功 效	
术者一手托住孩子手，用另一手拇指指端从孩子拇指指根推向指尖。	清热利湿，化痰止呕。	
术者一手托住孩子手，用另一手拇指指端旋推孩子拇指罗纹面，100~500 次。	健脾胃，补气血。	
术者一手托住孩子手，另一手拇指指腹从孩子无名指指根推向指尖，100~500 次。	宣肺清热，疏风解表，化痰止咳。	
术者一手托住孩子手，另一手拇指指腹从孩子食指指根推向指尖，100~500 次。	降温，排毒。	
术者一手托住孩子手，另一手拇指自孩子中指指尖推向指根，100~300 次。	清热除烦。	

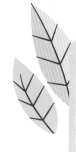

推拿手法	定 位	操 作	功
摩腹	孩子的腹部。	术者用掌面或四指指腹摩动腹部，5 分钟。	健脾和胃消食。
揉腹	孩子的腹部。	术者用手掌按住孩子腹部，手心对着肚脐，右手叠放在左手背上按顺时针方向绕脐揉腹，5 分钟。	健脾和胃消食。
揉膻中	胸部，当前正中线上，平第 4 肋间，两乳头连线的中点。	术者用中指指端按揉穴位，50~100 次。	宽胸理气化痰。
按揉足三里	外膝眼下 3 寸，胫骨旁开 1 寸。	术者用拇指指端按住穴位，揉 50~100 次。	健脾和胃理气、通络
捏脊	自大椎至龟尾穴。	术者轻轻捏起患儿皮肤，从龟尾穴开始，沿脊柱向上推移，至大椎穴止。捏拿肌肤松紧要适宜。在捏最后一遍时，常常捏三下，向上提一次，称为"捏三提一"，以皮肤微微发红为度。	补气益血脾胃。

推拿手法	定位	操作	功效	
清肾经	小指末节掌面。	术者一手托住孩子手，另一手拇指从孩子小指指根向指尖推，100~300次。	清利下焦湿热。	
揉板门	手掌大鱼际平面。	术者一手手持孩子手，使手掌朝上，用另一手拇指指端揉穴位，50~100次。	健脾和胃，消食化滞。	
推四横纹	掌面食指、中指、无名指、小指第一指间关节横纹处。	术者一手托住孩子的手，使四指并拢，从食指横纹到小指横纹，来回直推，100~300次。	调中行气，和气血，消胀满。	
补大肠	食指桡侧缘，自食指尖至虎口成一直线。	术者一手持孩子手，暴露桡侧缘，用另一手拇指罗纹面自指尖推向虎口，100~300次。	止泻。	
清大肠	食指桡侧缘，自食指尖至虎口成一直线。	术者一手持孩子手，暴露桡侧缘，用另一手拇指罗纹面从虎口推向指尖，100~300次。	清利大肠，除湿热。	

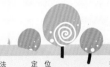

理气

理气

止咳

调中
导滞。

髌骨
足三里

调理